フロリデーション・ファクツ 2005

―正しい科学に基づく水道水フッ化物濃度調整―

NPO法人　日本むし歯予防フッ素推進会議　編

財団法人 口腔保健協会

献　呈

この 2005 年版を有能な研究者，高名な歯科疫学者でしかも精力的なフロリデーションの唱道者である Dr. Herschel Horowitz ハーシェルホロビッツ先生（2003 年 8 月に逝去）に捧げます．

フロリデーション・ファクツについて

　フロリデーション・ファクツには，地域水道水フロリデーションに関してよくある「質問」と「答」をまとめています．これらの質問の多くは，水道水フロリデーションに反対する少数者が投げかけた「作り話」と「思い違い」から成っています．フロリデーション・ファクツに掲載したそれらの質問に対する「答」は，一般に容認され，査読制度のある，学術誌に発表された科学的な根拠に基づいています．

　これらの内容は，フロリデーション実施決定の際に政策立案者と国民を支援するものとなります．また，これらの「答」は本書にある 350 を超える文献をはじめとする，多数の信頼性の高い科学論文によって支持されています．意志決定者のみなさんが一般に容認され，査読された科学からなる本書に基づいて健全なる選択を行われるように期待します．

謝辞

　本書は，ADA のアクセス予防専門家間審議会（Council on Access, Prevention and Interprofessional Relation at the ADA）により作成されました．

　2005 年版のフロリデーション・ファクツの編集に貢献した主要なスタッフは，アクセス予防専門家間審議会・フロリデーションと予防衛生活動の，マネージャーである Ms. J. S. マッギンレー，RDH, MBA と，コーディネーターである Ms. N. M. ストウフレット，RDH, MHS です．

　さらに法律上の再調査は，法律部門の準一般理事（Associate General Counsel, Division of Legal Affairs）の Mr. M. ルビン，Esq. により行われ，本書の展望に重要な寄与をしました．

　その他の重要な貢献者としては，国務省州政府事務（Department of State Government Affairs）の立法連絡（Legislative Liaison）である Mr. P. オコーナー，科学審議会・科学情報（Science Information. Council on Scientific Affairs）のディレクターである Ms. H. リスティック, Ph.D., 科学審議会・研究と実験室のシニアディレクターである Mr. チャクワン・シュー，Ph.D. です．

　編集に貢献したナショナルフロリデーション勧告委員のメンバーである，Ms. D. ブルンソン，Dr. R. N. クロフォード Jr., Dr. L. P. ホワード，Dr. J.V. クマー，Dr. E. ニューブルン，Mr. T. G. リーブス，Dr. M. S. シュワルツにも最大限の感謝を表します．

注釈：

　この出版物は，これまで地域水道水フロリデーションに関して出版された科学論文を基に，よく聞かれる質問に答える形でデザインされています．広範囲に及ぶフロリデーションと，フッ化物に関する文献の包括的レビューになることを意図したものではありません．読者は，これらの質問をより良く理解するために，資料や引用された文献やその後に続く出版物に対して自ら批判的な吟味をしなくてはなりません．

地域水道水フロリデーションの60周年記念を祝う米国歯科医師会声明

　60年前に，ミシガン州グランドラピッズ（Grand Rapids）は世界で初めてう蝕予防のために給水中のフッ化物濃度を調整しました．それ以降，フロリデーションは数千万ものアメリカ人の口腔保健を劇的に改善しています．地域水道水フロリデーションは，う蝕予防のための最良の公衆衛生手段です．さらに，米国疾病予防管理センター（CDC）は20世紀の10大公衆衛生業績の1つにフロリデーションをあげました．

　フロリデーションは，う蝕予防のために飲料水中に自然に存在するフッ化物を，米国公衆衛生局が推奨する0.7〜1.2 ppmの至適濃度に正確に調整する方法です．2002年のデータによれば，米国のおよそ1億7,000万人（給水人口の2／3以上）がフロリデーションされた公共の給水系を活用しています．

　これまでの60年に及ぶ研究によって，フロリデーションは小児と成人双方のう蝕予防方法として，安全かつ有効であることが一貫して示されてきました．この方法は最もありふれた小児期の病気であるう蝕（5〜17歳児の喘息の5倍，花粉症の7倍の罹患である）の予防手段として最も効率的な方法です．

　グランドラピッズで行われたような初期の研究では，地域水道水フロリデーションにより乳歯う蝕量が最大60％減少し，また，永久的う蝕がおよそ35％減少したことが示されています．近年の研究では，地域水道水フロリデーションはフッ化物配合歯磨剤のような他のフッ化物を広範に利用する時代となっても，う蝕減少率は20〜40％の有効性を保っています．

　地域水道水フロリデーションの平均経費は，大都市では年間一人当りおよそ0.5ドルで，小さい自治体と地域ではおよそ3.00ドルがかかると見積もられています．ほとんどの都市では，地域水道水フロリデーションに投資された1ドルで歯科治療費38ドルを節約することになります．

　米国歯科医師会（ADA）は，う蝕予防に安全で有効な地域水道水フロリデーションを引き続き支持します．1950年に初めてADAのフロリデーション支持方針が採られて以来，ADAの立場に変りはありません．地域水道水フロリデーションに関するADAの方針は厳正に見直されて，膨大な量の確かな科学的な証拠に基づいています．ADAは州と地方歯科医師会と共に，水道水フロリデーションの利益を得る地域の数を増加させるために，連邦，州，地方政府機関および地域共同体と共に作業を続けていきます．

2005年

（ADA所在地）211　East Chicago Avenue Chicago, Illinois 60611-2678

目　次

水道水フロリデーション記念を祝う ADA 声明 ……ⅲ

フロリデーション・ファクツ作成委員会のまとめ ‥ⅵ

FLUORIDATION FACTS の翻訳にあたって ……ⅶ

はじめに ………………………………………………… 1

恩　恵 ……………………………………………… 6
質問
1　フッ化物とは？ ………………………………… 6
2　フッ化物のう蝕予防機序は？ ………………… 6
3　水道水フロリデーションとは？ ……………… 7
4　飲み水の中のフッ化物量は？ ………………… 8
5　フロリデーションに使われるフッ化物は？ … 8
6　天然と調整フロリデーションの効果は？ …… 9
7　う蝕予防効果は？ ……………………………… 10
8　最近のフロリデーションの効果は？ ………… 12
9　フロリデーション中止の影響は？ …………… 12
10　いまでもう蝕は重大な問題か？ ……………… 14
11　成人に対する効果は？ ………………………… 14
12　フッ化物サプリメントは有効か？ …………… 16
13　小児に対するフッ化物利用の推奨は？ ……… 17
14　フロリデーションの代替方法は？ …………… 18
15　ボトル水によるフロリデーションに及ぼす影響は？ ………………………………………… 19
16　家庭用浄水濾過器のフロリデーションへの影響は？ ………………………………………… 20

安　全　性 ……………………………………… 21
質問
17　ヒトの健康への影響は？ ……………………… 21
18　さらなる研究は必要か？ ……………………… 22
19　フッ化物摂取総量のヒトの健康への影響は？ … 23
20　う蝕予防のための1日当たりフッ化物摂取は？ … 24
21　母体にフッ化物サプリメントは必要か？ …… 26
22　摂取されたフッ化物の行方は？ ……………… 27
23　骨への影響は？ ………………………………… 27
24　歯のフッ素症とは？ …………………………… 29
25　歯のフッ素症発現の減少方法は？ …………… 31
26　フッ化物配合歯磨剤チューブへの警告表示の理由は？ ……………………………………… 33

27　フロリデーションに使用するフッ化物は毒物か？ ………………………………………… 33
28　発癌性は？ ……………………………………… 35
29　酵素活性を阻害するか？ ……………………… 36
30　甲状腺に対する影響は？ ……………………… 36
31　松果体への影響は？ …………………………… 37
32　アレルギー反応を引き起こすか？ …………… 37
33　遺伝子の障害となるか？ ……………………… 38
34　出生に対する影響は？ ………………………… 38
35　ダウン症候群児を増やすか？ ………………… 39
36　神経系への影響は？ …………………………… 40
37　鉛中毒となるか？ ……………………………… 40
38　アルツハイマー病を引き起こすか？ ………… 41
39　心臓病の原因か？ ……………………………… 42
40　腎臓に有害か？ ………………………………… 42
41　フロリデーションに結び付けられた誤った健康被害とは？ ………………………………… 43

フロリデーションの実践 ………………… 44
質問
42　水質への影響は？ ……………………………… 44
43　飲料水用添加物の規制機関は？ ……………… 45
44　フッ化物の管理基準は？ ……………………… 46
45　フロリデーションに使われるフッ化物の原料は？ ………………………………………… 48
46　システム上の安全性は？ ……………………… 49
47　技術面の難題は？ ……………………………… 49
48　水道管の腐食は？ ……………………………… 50
49　環境への影響は？ ……………………………… 51

公共政策 ………………………………………… 52
質問
50　価値ある公衆衛生手段か？ …………………… 52
51　裁判所の判断は？ ……………………………… 53
52　反対の理由は？ ………………………………… 54
53　インターネット情報の検索は？ ……………… 58
54　住民投票での否決の理由は？ ………………… 59
55　世界の国々でのフロリデーションの実施状況は？ ………………………………………… 61
56　ヨーロッパにおけるフロリデーションの評価は？ ………………………………………… 62

費用対効果 ･･････････････････････ 64
質問
  57 費用対効果の高さは？ ･･････････････ 64
  58 上水系全体のフロリデーションは無駄か？･･ 65

実施要請 ････････････････････････････ 66
REFERENCES ･････････････････････････ 67
米国の5大保健機関による水道水フロリデーション支持声明･･ 82
要約 ･･･････････････････････････････ 83
索引 ･･･････････････････････････････ 85

図
 1 研究レヴューの鍵となる要素 ････････････ 5
 2 フロリデーションの効果に関する論文リスト ･･････････････････････ 11
 3 ウェブサイト；ADA.org-ボトル水 ･･････ 20
 4 フロリデーションの安全性に関する論文リスト ･･････････････････････ 21
 5 消費者のフロリデーションに対する意見（ギャロップ調査, 1998）････････････ 55
 6 保護者のフロリデーションの認知度（1991） 55
 7 フロリデーション反対の策略 ･･････････ 57
 8 ウェブサイト；ADA.org-フッ化物とフロリデーション ････････････････ 59
 9 50大都市におけるフロリデーション実施状況 ･･････････････････････ 60
 10 2010年の目標値フロリデーション人口75%を達成した州 ････････････････ 61

表
 1 フッ化物サプリメントスケジュール1994 ･･･ 16
 2 ボトル水マーケット（2000-2004年一人当り消費量）････････････････ 19
 3 フッ化物の食事摂取基準（IOM食品栄養局, 1997）････････････････ 25
 4 歯のフッ素症の分類（H.T.ディーン, 1942）･･････････････ 29

フロリデーション・ファクツ作成委員会のまとめ

- 地域水道水フロリデーション（以下，フロリデーション）は，う蝕予防のための最良の公衆衛生手段です．

- 60年以上に及ぶ研究と実践を介して，フロリデーションが安全であることは膨大な量の正確な科学的証拠によって示されています．

- 米国疾病予防管理センター（CDC）は，フロリデーションを20世紀の十大公衆衛生業績（予防接種と感染症予防などと共に）に挙げています．

- 100を超える国と国際的な保健サービス専門機関は，フロリデーションがう蝕予防において公衆衛生上の利益をあげていることを認知しています．

- フッ化物配合歯磨剤のような他のフッ化物が広く利用される時代になっても，フロリデーションは20～40％のう蝕を減少させる有効性を保っていることが実証されています．

- フロリデーションはすべての人に恩恵を及ぼします．特に定期的な歯科ケアの受診の困難な人に恩恵をもたらします．小児期の最もありふれた病気の1つにあげられるう蝕（5～17歳児の喘息の5倍，花粉症の7倍の罹患である）の予防手段として最も効率的な方法です．フロリデーションされていなければ，う蝕関連疾病のために国全体で年間推定5,100時間以上の授業時間の損失となるでしょう．

- フロリデーションは，口腔保健のために飲料水中に含まれる天然のフッ化物を調整します．

- ほとんどの都市では，フロリデーションに投資された1ドルで歯科治療費38ドルの節約となります．

- フロリデーションはヨウ素添加食塩，ビタミンA強化ミルク，ビタミンC強化オレンジジュースと同類です．

- 人々は家庭，職域あるいは学校のどこでも，水を飲むだけでフロリデーションによるう蝕予防の恩恵を受けることができます．

- フロリデーションの平均経費は，大都市での年間一人平均約50セントから小地域で年間一人平均約3ドルの幅があると推定されています．

- 米国給水人口の2/3以上がフロリデーションされた給水を受けています．

- 2000年から2005年の5年間に，36州の125以上の地域でフロリデーション採用についての投票が行われました．

- フロリデーションは米国裁判システムで徹底的に審理され，その結果，公衆衛生と福祉を進める適切な手段であると判定されてきました．これまで最高裁判所では，フロリデーションが合法的であると判断し確定しています．

- フロリデーションに関連するインターネットと，偽科学の誤情報に気をつけましょう．

- フロリデーションとフッ化物に関して，最も幅広く重んじられている情報源の1つに米国歯科医師会（ADA）があります．ADAはフッ化物とフロリデーションWebページ http://www.ada.org/goto/fluoride を運営しています．

FLUORIDATION FACTS の翻訳にあたって

NPO 法人日本むし歯予防フッ素推進会議

会長　境　脩

　この度，米国歯科医師会（ADA）による FLUORIDATION FACTS の翻訳版が，NPO 法人日本むし歯予防フッ素推進会議など有志のご協力により出版の運びになりました．この FLUORIDATION FACTS は，2005 年に ADA により出版され，今日インターネットよって広く世界中に発信されており，一般の人々に広く活用いただくために本翻訳書は大切な意味があります．その内容は，主として水道水フロリデーション（水道水フッ化物濃度調整）に関わる Q&A の形をとる総計 58 の質問項目からなり，フッ化物応用によるむし歯予防やその他に対する「恩恵」，「安全性」，「フロリデーションの実践」，「公共政策」および「費用対効果」に分類され，分かりやすく記述されています．

　また，巻末には米国の 5 大保健機関，すなわち ADA，米国疾病予防管理センター（CDC），米国医師会（AMA），米国公衆衛生局長官（U. S. SURRGEON GENERAL），および国立衛生研究所（NIH）の国立歯科頭蓋顔面学研究所（NIDCR）などによる水道水フロリデーションに対する支持声明としての見解が示されています．さらに，水道水フロリデーションの公衆衛生的利益を認める米国内と国際保健機関 106 にも及ぶ専門団体のリストが掲げられています．そこには，上記の 5 大保健機関をはじめ，米国歯学研究学会（AADR），米国歯科公衆衛生学会（AAPHD）および米国公衆衛生局（USPHS）など米国を代表する各種の保健専門機関が軒を並べ，また米国消費者連盟や米国水道事業協会（AWWA）も名を連ねられています．その他，国際歯科連盟（FDI），国際歯学研究学会（IADR）をはじめとする国際的な支持の広さも誇っています．この度の FLUORIDATION FACTS には，前々刊の 1993 年版と前刊 1999 年版とにはなかった「フロリデーションの実践」の項目をはじめ，質問項目数も各版の 37 項目と 42 項目に比較して 58 項目と大幅に増加し，また 358 編にものぼる参考文献が掲げられており，さらなる情報検索への対応を可能にしています．

　歯科保健におけるフッ化物の応用は，1945 年に米国とカナダにおける水道水フロリデーションの開始以来，ここ 60 年以上に及ぶ膨大な研究に支えられて国際的にも歯科保健上の基本的な施策として確固たる地位を築いてきました．事実，現在までに世界保健機関（WHO）を始め，世界の 150 を超える学術団体や行政による推奨を得ているのです．その理由は，単に高い確実なう蝕予防効果が科学的，疫学的に立証されているばかりでなく，天然の飲料水中フッ化物濃度が適正な地域で得られた自然の知恵を利用した水道水フロリデーションや，自然の飲食物中に含まれるフッ化物の日常的な摂取経験からみた安全性の保障，さらには高い費用効果率に代表される経済性などが挙げられています．そして，これらの特長によって支えられる優れた公衆衛生特性ゆえに，フッ化物は広く「みんなの健康生活」を守るための公衆衛生的利用に優れている点が強調されています．今日，わが国において 8020 運動が提唱されておりますが，目標達成のためにもこの問題は不可欠な施策なのです．

　現在，わが国の公衆衛生学的なフッ化物応用は学校等におけるフッ化物洗口が中心ですが，2004 年 4 月現在の調査で，45 都道府県の 3,923 施設で 39 万 6,700 人余りの学童，園児が学校等における集団フッ化物洗口に参加しています．この数値はここ数年間で倍増したのですが，この数はわが国で必要とされる学童，園児の 4％程度にしか過ぎないのです．これは，韓国での 40％以上，台湾での 96％という最近の実施率の報告と比較するまでもなく，あまりにも小さな数値です．これに対して NPO 法人日本むし歯予防フッ素推進会議では，来る紀元 2010 年までにわが国における集団フッ化物洗口への参加児童数を 100 万人にすることを目標にしています．

　公衆衛生学的なフッ化物応用の効果と安全性に関連して，最近問題とされる EBM（疫学的証拠に基づいた医学）についての認識が重要です．こうした意味でも，本翻訳書がわが国における歯科保健向上のため，これらの問題に対する諸賢の深い理解と具体的な行動に寄与できますよう願って止みません．

米国歯科医師会　2005年．米国歯科医師会(ADA)の書面による許可無くして，複製や再出版を厳禁する．本書は，ADA の許可のもと，米国水道水フロリデーション 60 周年記念シンポジウムに参加したメンバーを中心に翻訳されたものである．なお，翻訳内容そのものに ADA は責任を負うものではない．

American Dental Association 2005. Reproduction or republication strictly prohibited without prior written permission of the ADA. Translated and reprinted by [name of Japanese group] with the permission of the American Dental Association. The ADA had no role in, and takes no responsibility for, the translation of this publication.

日本の特別な事情を考慮した上で，若年者に対するフッ化物局所応用に関し，あなた方の考えに沿って注釈をつけることは自由である．ただし，その注釈はあなた方の責任に負うものであり，ADA が監修したものでなくまた薦めたものではない．

You are free to add the text you suggested below to take into account the special circumstance in Japan regarding use of topical fluorides with young children, provided that you reflect that the comment was added by you, e.g., The following comment was added by [name of Japanese group] and was neither reviewed not endorsed by ADA.

ジェーン・マッキンレー

Jane McGinley

Manager, Fluoridation and Prevention Health Activities

Council on Access, Prevention and Interprofessional Relations

American Dental Association

211 East Chicago Ave.

Chicago, IL 60611

Phone: (312) 440-2862

Fax: (312) 440-4640

略語一覧

略語	英語	日本語訳
ADA	American Dental Association	米国歯科医師会
AI	Adequate Intake	目安量
AMA	American Medical Association	米国医師会
ANSI	American National Standards Institute	米国規格協会
ASDWA	Association of State Drinking Water Admir	州飲料水管理者協会
ASTDD	Association of State and Territorial Dent	米国州歯科管理官協会
ATSDR	Agency for Toxic Substance and Disease Register	米国毒物中毒登録庁
AWWA	American Water Work Association	米国水道協会
CCR	Consumer Confidence Report	消費者信用報告書
CDC	Centers for Disease Control and Prevention	米国疾病予防管理センター
DRI	Dietary (or Daily) Reference Intake	食事摂取基準
EPA	U.S.Environmental Protection Agency	米国環境保護局
FDA	U.S.Food and Drug Administration	米国食品医薬品局
FFDCA	Federal Food, Drug and Cosmetic Act	連邦食品医薬化粧品法
IOM	Institute of Medicine	米国医学研究所
MCL	Maximum contaminant level	第一次上限濃度
NAS	National Acdemy of Science	国内科学アカデミー
NIDR	National Institute of Dental Research	米国国立歯学研究所
NIEHS	National Institute of Environmental Healt	米国環境衛生科学研究所
NIH	National Institute of Health	国立衛生研究所
NODWR	National Primary Drinking Water Regulation	全国一次飲料水基準
NRC	National Research Council	米国国立研究評議会
NSF	National Science Foundation	米国科学財団
NTP	National Toxicology Program	米国毒物学プログラム
OSHA	Occupational Safety and Health Administration	米国労働安全衛生管理局
PAHO	Pan American Heakth Organization	汎(全)アメリカ保健機関
RDA	Recommended Dietary Allowance	推奨量
SDWA	Safe Drinking Water Act	安全飲料水法
SMCL	Secondary maximum contaminant level	第二次上限濃度
UL	Upper intake level	上限量
USPHS	United States Public Health Service	米国公衆衛生局
WHO	World Health Organization	世界保健機関

はじめに

1．背景

　米国歯科医師会（ADA）は1956年より，フロリデーション・ファクツという書籍を発行してきました．フロリデーション・ファクツは定期的に改版されて，フロリデーションに関する質問に答えています．現在，米国ではフロリデーションを実施してから60年以上たちます．フロリデーション60周年記念の一環として発行された2005年版では，ADAが組織した委員会よりフロリデーションの事実に関心を寄せる個人および団体に最新情報を提供しています．

　このように長きにわたるフロリデーションの継続実施は，公衆衛生手段としてのフロリデーションの重要性の証といえます．フロリデーションが人々の口腔と全身の健康に寄与したことを認めて，1999年，米国疾病予防管理センター（CDC）はフロリデーションを20世紀の十大公衆衛生業績の1つに挙げました[1,2]．

2．フロリデーションに対する支持

　1950年以来，ADAは米国公衆衛生局（USPHS）と協同して，フロリデーションはう蝕予防のための安全かつ効果的な公衆衛生手段であることを一貫して，支持してきました．ADAの方針はフロリデーションの安全性と効果に関する科学的研究結果を継続的に評価していくことです[3]．1950年にADAが初めてフロリデーションを推奨する方針を採用して以来，ADAはフロリデーションを支持する立場を繰り返して是認してきました．また，フロリデーションの恩恵が水道のある地域全体に拡がることを強力に主張しています．2005年，"フロリデーションの60周年記念を祝う米国歯科医師会声明"ではこの立場を一層強く訴えました[4]．フロリデーションは小児から成人までう蝕予防のための最も効果的な公衆衛生手段であり，口腔保健の不平等を減少させ，生涯にわたる口腔保健を改善させます[5]．

　ADA，USPHS，米国医師会（AMA），世界保健機関（WHO）はいずれもフロリデーションを支持しています．う蝕予防のためのフロリデーションにおける公衆衛生上の利益を認めている国内および国際的な保健機関，サービス機関および専門機関を本書の本扉裏に掲げてあります．

3．フロリデーションに関する科学的情報

　ADAのフロリデーションに関する方針は，広く受け入れられている科学的知識に裏づけられたものです．これらの科学的知識の中身は，科学的手法を用いた研究から導かれたものであり，研究成果に基づいて適切でバランスのとれた結論が導き出されています．また，利用されている論文はレフリー制を有する（専門家による査読制度のある）専門誌に掲載された，国内外に認知されている科学者の研究成果に基づいています．フロリデーションの安全性と有益性は，国内外に認知されている多数の研究者によって行われた，科学的研究によって確認されてきました．一方，フロリデーション反対者たちはフロ

はじめに

リデーションの安全性と有益性に異を唱えていますが，彼らの反対意見が一般に世に認められた科学により実証された試しは一度もありません．

情報化時代の到来につれて，新手の"偽科学印刷物"が出回ってきました．人々は新聞に引用され，編集者への手紙に書かれ，あるいはインターネットWebページから配信される科学的で技巧的な情報をよく目にします．多くの場合，人々は印刷物というだけの理由で正しい情報だと勘違いします．しかし，それらの情報は科学的方法による研究に必ずしも基づいているというわけではありません．科学的方法によらない研究から得られた結論を信用することはできません．フロリデーションの場合，誤情報が数多く出回っています．したがって，すべての印刷物やインターネット情報は結論を下す前にきちんと再吟味されなければなりません（図1）．偽科学印刷物は読者の興味をそそるものかもしれませんが，科学を装って判断する場合には読者を誤った方向に導くのです．

フロリデーション反対者たちの主張は，米国最高裁判所によって定められた判断基準を無視するならば正しく映るのかもしれませんが，科学的な正当性は持ちえません．

質問52参照

4. フロリデーションの歴史

1900年代初頭に，人類にとって有益なフッ化物の研究は始まりました．F.マッケイという新米の歯科医は，コロラド州のコロラドスプリングスで歯科医院を開業しました．彼は当地の人々の永久歯に不思議な褐色斑があることに気づいて驚きました．マッケイは歯科の文献でこの症例を見つけることができず，シカゴにあるサザンウエスタン大学歯学部長のG.V.ブラックにこの褐色歯に関する研究に参加するよう依頼しました．ブラックはエナメル斑（いわゆる斑状歯）と名付け，この研究を通してブラックとマッケイは，この歯が歯の発育途上の形成不全で発現することをつきとめました（エナメル斑はいわゆる「斑状歯」といい，歴史的な用語です．今日では，この症状を歯のフッ素症と呼んでいます[*]．ブラックとマッケイがエナメル斑の詳細について記した論文が残されています[6,7]．

1920年代，マッケイたちは飲料水中の何らかの物質の存否がエナメル斑を引き起こすのではないかと考えました．1926年，マッケイは「コロラド州，ニューメキシコ州，アリゾナ州，カリフォルニア州，アイダホ州，サウスダコタ州，テキサス州，バージニア州でエナメル斑症例の分布が認められる」と公衆衛生長官宛に手紙を書きました．さらに1920年代後半には，マッケイはもう一つの重要な発見をします．すなわち，エナメル斑のある歯は極めて高いう蝕抵抗性を示すというものでした[7]．

1930年代初め，アリゾナ州セントデーヴィッド[8]とアーカンサス州ボーキサイト[9]で行われた研究の後で，エナメル斑の原因が飲料水中に天然に含まれる高濃度のフッ化物であると特定されました．アリゾナ州では，39家族250名を詳しく調べ，遺伝要因と環境要因は関係なく天然の飲料水中の3.80～7.15 ppmレベルのフッ化物の要因が関連していることを突きとめました．ボーキサイトでは，アメリカアルミニウム会社（のちのALCOA）の主任化学者H.V.チャーチルが実験室で新たな比色分析を採用し，高濃度のアルミニウムを含む地域の放置された深井戸水がエナメル斑を引き起こしている可能性を観察しました．チャーチルは飲料水中に天然由来の高濃度のフッ化物（13.7 ppm）を検出しました．マッケイは新たな比色分析方法とチャーチルの所見を学んで，エナメル斑がよく見られる地域の飲み水のサンプルをチャーチルに送りました．するとエナメル斑の認められない地域の水に比べて，エナメル斑の出現する地域の水のすべてのサンプルから高濃度のフッ化物が検出されました[7]．

1930年代には，USPHSの歯科主任官であったH.T.ディーンと共同研究者たちが，米国における歯のフッ素症の地理的分布と程度に関する初期の

---

[*]歯のフッ素症の分類に照らしてみると，当地の人々に認められた褐色斑の症例は，重度の歯のフッ素症と考えられます．

疫学研究を行いました[10]．これら初期の研究では，飲料水中に含まれるフッ化物濃度がどの程度まであれば問題となる歯のフッ素症が発現しないのか，を評価することが目的でした．1936年までには，ディーンと彼のスタッフは，飲料水中のフッ化物濃度が1 ppmでは重度の歯のフッ素症は発現しないという決定的な発見をしました．さらにディーンは飲料水中のフッ化物濃度と，う蝕の減少との間には相関関係のあることに気付きました[11, 12]．

1939年に，メロン研究所のG.J.コックスと彼の共同研究者たちは，疫学的証拠を評価する一方で実験室研究を行いました．当時，論点が地域の実態調査研究に集中していた中で，彼らは初めてう蝕を予防するために飲料水中のフッ化物を調整するという提案を論文に発表しました[13]．1940年代には，フッ化物の少ない飲料水の4つの地域が選ばれ，フッ化ナトリウムでフッ化物濃度を調整して行う疫学調査が開始されました．このフロリデーションプログラムの最初の地域（都市）は，1945年1月にミシガン州グランドラピッズで，ディーンの指導の下に始まりました．その他，ニューヨーク州のニューバーグ（1945年5月），オンタリオ州ブラントフォード（1945年6月），イリノイ州エヴァンストン（1947年2月）の3都市でもフロリデーションが開始されました[13~16]．これら研究の驚くべき成功により，フロリデーションは短期間に他地域とのう蝕量の差を縮小するための，実際的かつ安全な公衆衛生手段として確立しました．

フロリデーションの歴史は，一人の好奇心あふれる専門家の集中力を要する臨床的な観察から生まれた事例です．フロリデーションは疫学的介入に繋がり，ついには安全かつ効果的な地域ベースの公衆衛生介入手段となりました．今日でも，う蝕予防のための地域努力の基盤となっています．

> CDCは"フロリデーションを20世紀における十大公衆衛生業績の1つに挙げ，う蝕の減少をもたらす主要な因子であると述べています．"

5．公衆衛生手段としてのフロリデーション

数十年の研究および60年以上の実体験を通して，フロリデーションは多数の人々の口腔保健の劇的な改善に貢献してきました．1994年に米国厚生省は，公衆衛生業績を再調査した報告書を提出しました．小児麻痺ポリオの実質的な撲滅や小児の血中鉛の減少などの公衆衛生手段の成功とともに，フロリデーションは米国における最も経済的な予防方法の1つとして賞賛に値します[17]．1995年 USPHSによってフロリデーションは地域単位のう蝕予防方法として最も費用対効果が高く，実際的かつ安全な方法であることから，フロリデーションを推進する方針が再確認されました[18]．

1998年に，健康と快適な生活が求められる時代を見越して，USPHSは2010年までに達成すべき国家的健康目標値を改訂しました．フロリデーションを可能な範囲で最大に普及拡大する目標値が含まれています．目標項目21-9（ヘルシーピープル2010の21項目となる歯科保健に関する目標の9番目）*には，2010年まで米国給水人口の少なくとも75％がフロリデーションの恩恵を受けるべきであることが示されています[19]．

1999年，CDCはフロリデーションを20世紀における十大公衆衛生業績の1つに挙げ，う蝕の減少をもたらした主要な要因であると述べています[1, 2]．

前米国公衆衛生局長官D.サッチャーは，2000年5月に口腔保健に関する初めての報告書を発行しました．この報告書 Oral Health in America：A

---

*米国公衆衛生局は国民の健康の向上のため，ヘルシーピープル2010を提唱しました．口腔保健領域については21番目にあたり，その第9項目となる目標（目標21-9）に「水道水フロリデーションの給水人口を75％まで引き上げる」と設定されています（1992年現在では62％）．

はじめに

Report of the Surgeon General の中でサッチャーは，地域のう蝕減少とコントロールのためには，フロリデーションが最も費用対効果に優れ，実際的かつ安全な手段であると述べています[5, 20]．さらにサッチャーは，フロリデーションが国民の健康の不平等を解消するうえで強力な方策であるとも述べています．いくつかの研究では，フロリデーションがう蝕の不平等を縮小することのできる最も重要な手段であることが示されています[5, 20〜24]．

2003 年，National Call to Action to Promote Oral Health において，米国公衆衛生局長官 R. カルモナは，政策立案者，地域リーダー，個人経営者，保健専門家，メディアと一般大衆に呼び掛け，口腔保健は全身保健と快適な生活のためにきわめて重要な要素であると明言しています．さらにカルモナ長官は，フロリデーションのような実証された地域ベースの予防対策を導入し，普及する方策を提案して勧めています[25]．

フロリデーションが最も価値ある公衆衛生手段である理由として，次の諸因があげられています．

・フロリデーションは社会経済状態，教育水準あるいはその他の社会的指標に関わりなく，地域全体がその恩恵を受けられる[26]．
・フロリデーションの利益を得るために特別な努力を必要としない．
・う蝕予防には，生涯を通じてフロリデーションによる微量のフッ化物を頻回に摂取することが効果的である．
・フロリデーションは他のフッ化物利用に比べて費用対効果が高い方法である[27]．

6．う蝕減少におけるフロリデーションの役割

フロリデーションとフッ化物の局所利用は，口腔保健の向上に重要な役割を果たしてきました．初期の研究によると，フロリデーションは乳歯う蝕を60％減少し，永久歯う蝕では約35％の予防効果を示しています．それ以降，フロリデーションに関する多数の研究の成果は，歴史的に最も広く研究された公衆衛生手段の1つとして出版報告されました．フッ化物配合歯磨剤のようなフロリデーション以外のフッ化物を広く利用できるようになった時代を迎えても，その後の研究でフロリデーションは20〜40％のう蝕減少をもたらす効果的な方法であることが示されています[28, 29]．フロリデーションの恩恵を少しでも受けたことによって，生涯を通じて残存歯数が増加しています．これらのフロリデーションの恩恵を受ける人々の歯科治療費は減少傾向となり，う蝕によって起こる疼痛と苦痛から解放されます．

> "フッ化物配合歯磨剤のような，フロリデーション以下のフッ化物を広く利用できるようになった時代を迎えても，引き続いてフロリデーションは20〜40％のう蝕減少をもたらす効果的な方法です．"

う蝕は，絶え間なく歯表面に形成され，薄くて粘着性を持つ，細菌から構成される歯垢によって起こるということを理解しておくことが重要です．砂糖や炭水化物を食べると，歯垢中の細菌はエナメル質を溶かす酸を産生します．この有機酸が歯を繰り返し侵襲すると，エナメル質は溶解し，う窩（穴）が形成されます．個人の持っている，う蝕リスクを増大させる諸要因を以下に挙げます[27, 30〜33]：

・う蝕罹患状態
・口腔細菌数の上昇
・フッ化物利用の不足
・露出した根面
・砂糖と砂糖含有食品の頻回摂取
・不良ないし不十分な口腔衛生状態
・唾液流量の減少
・咬合面の深い小窩裂溝

フッ化物の利用だけでう蝕リスクが減少するわけではありません．う蝕予防プログラムを立案する際には，予防介入の方法として食事の変更や小窩裂溝の填塞処置も推奨されるでしょう．しかしながら，フッ化物はう蝕予防に取り組む際に欠くことのできない要素となります．

7. フロリデーションの今後の必要性

前述したようなう蝕リスク要因があるので，多くの地域ではまだ高いう蝕有病率を示しています．フロリデーションの効果と安全性についてすばらしい成果が実証されていますが，米国のフロリデーション人口は給水人口の67.3%の普及率にとどまっています[34]．不幸にして，この効果的な公衆衛生手段であるフロリデーションに不安を持ち続けている人がいます．もしフロリデーションの普及拡大をはかろうとするならば，人々にフロリデーションによる有益性に関する正確な情報を提供しなければなりません．

批判的な眼でフロリデーション情報をレヴュー（総合的に評価）することが重要です．フロリデーション研究情報をレヴューする際に鍵となる要素を以下に掲げます．

1. **信用**：著者は当該フッ化物研究分野の専門家として信頼できる経歴の持ち主であることです．
2. **時代**：出版した時期が明確であるべきです．計画された研究がその時代の試練や科学的精査に耐えうるものであったとしても，情報は比較的に新しいものであるべきです．既存の文献をレヴューすることによって，それまでの研究結果がその後の研究に取って代わるかどうかを見極めることができます．
3. **正確さ**：もし情報が他から得たいくつかの研究レヴューであれば，オリジナルの研究論文の内容を正確に記載するべきです．その情報が直接他の資料から引用されたものであるのならば，そのまま全文を引用すべきです．
4. **統計的手法**：データ分析に用いる統計的手法は，一般的に容認されている適切な方法であるべきです．
5. **比較**：研究はフロリデーションに対応している，フッ化物の種類と濃度を扱うべきです．多くの研究プロジェクトでは，フロリデーションとして推奨されるよりもずっと高いフッ化物濃度で研究しています．例えば，125 ppmのフッ化物濃度での研究結果を0.7〜1.2 ppmのフロリデーションとは比較することはできません．
6. **研究のタイプ**：取り扱っている研究方法のタイプを考慮しなければなりません．*in vitro*（生体外で実験室環境）の研究は*in vivo*（ヒトや動物の生体内）の研究と同じ結果にはならないでしょう．
7. **研究モデル**：良好な研究では可能な限り実際の生活を再現しようとします．ところが，飲用させるのではなく注射による過量のフッ化物を投与する動物実験もあり，そのような研究の結果は慎重に解釈する必要があります．このような研究を，フロリデーション，すなわちヒトにおける低濃度フッ化物摂取による影響をみるという判断材料として扱うことには疑問視せざるを得ません．
8. **査読制度のあるレヴュー**：科学情報を掲載している出版物は，科学的に正しい論文を保証できるレビューを行うべきです．査読制度のあるレヴューにより他の研究者の論文に科学的・技術的利点の評価と格付けが行われます．
9. **根拠の重視**：ある特定の研究やある一人の研究者から得られた結論よりも，一般に認められた，確立した，しかも査読制度のある科学論文を重視すべきです．単一の研究から結論を導き出すことは出来ません．もし他の研究者が，ある研究者の結果が別の研究者によって再現できないならば，その研究結果もしくは研究自体を批判的に考える必要があります．
10. **簡単なアクセス**：フロリデーションに関する標準的な研究は，査読制度のある学会誌として出版されたり，または医学/歯学ライブラリーやPubMed http://www.nlm.nih/gov/. のインターネットを介してアクセスできる国立医学図書館のサービスによって容易に入手できます．

図1　研究レヴューの鍵となる要素

恩　　　恵

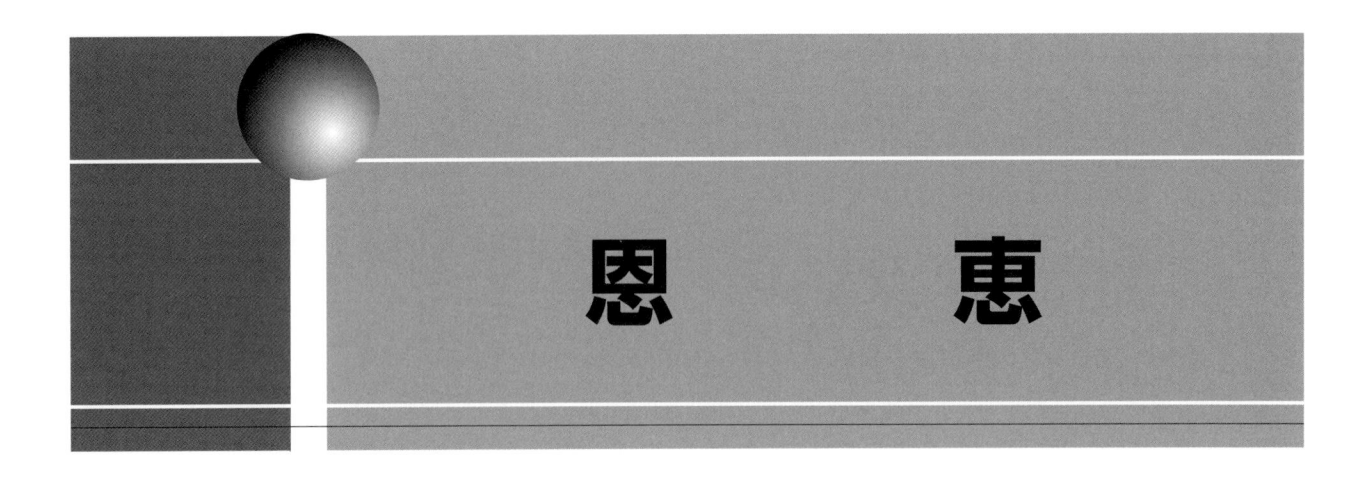

質問 1
フッ化物とは何ですか？

答　フッ化物はう蝕予防を支える天然由来の化合物です．

事実　フッ化物イオンは元素であるフッ素に由来します．フッ素は地球の地殻に豊富に含まれる元素で，自然界ではフッ化物イオンとして存在しています．気体としてのフッ素は，自然界では単体としては存在せず，フッ化物として他の元素と結合した形で存在します．フッ化物は岩や土壌に含まれる無機化合物です．フッ化物イオンは，水が岩盤層を通過する時に岩石中に存在するフッ化物を溶かして生成します．そのため，海水を含めてすべての水中に少量のフッ化物が存在します．一般に，湖や川，せせらぎといった陸水（陸地に存在している水の事で，河川・湖・沼・氷河など海以外に存在する水のこと）にはごく微量のフッ化物が存在します．例をあげれば，ミシガン湖（北米大陸最大の淡水湖で五大湖の1つ）のフッ化物濃度は 0.17 ppm です[35]．

水が地球を循環する際，水はフッ化物を取り込み，フッ化物イオンを運びます．地下水のフッ化物濃度は，水源の深さや鉱石のフッ化物含有量などによって変化します[36]．米国では，地下水のフッ化物濃度はごく微量から 4 ppm を超えるものまでさまざまです．海洋のフッ化物濃度の幅は 1.2 ppm から 1.4 ppm です[37,38]．フッ化物はすべての食物と飲料水にもある程度天然の形で存在しますが，その濃度には大きな幅があります[39〜41]．

質問 2
フッ化物はどのような作用でう蝕を予防しますか？

答　フッ化物は全身的と局所的の二通りの作用で歯を守ります．

事実　全身的に利用されるフッ化物は体内に取り込まれます．歯の形成期に，摂取されたフッ化物は歯の構造に取り込まれます．歯の形成期間中（歯の萌出前）にフッ化物がきちんと摂取されていると歯のすべての表面に取り込まれて，フッ化物の局所利用よりも長期間にわたり予防効果が持続します[42]．フッ化物の全身利用では，摂取されたフッ化物は唾液中に存在して局所的な予防効果も発揮します[43]．唾液中のフッ化物は歯の表面に付着した歯垢にとり込まれ，歯垢はフッ化物の貯蔵庫の役割を果たします．さらに歯垢内に取り込まれたフッ化物は再石灰化を促進します．米国の全身利用としてのフッ化物利用には，フロリデーション（水道水フッ化物濃度調整）水，錠剤，ドロップ，トローチといったフッ化物サプリメントと飲食物中のフッ化物があります．

> "フッ化物は全身的と局所的の二通りの作用で歯を守ります."

フッ化物の作用は，1950年半ばまではもっぱら全身的あるいは萌出前効果であると信じられてきましたが，フッ化物摂取の全身的と局所的な効果が実証されました[44].

💧質問11参照

局所利用されたフッ化物は既に口腔内にある萌出歯（萌出後）に作用します．これによって，フッ化物は歯の表面に取り込まれてう蝕抵抗性を増強します．フッ化物局所利用では歯の表面に限られた効果をもたらします．フッ化物局所利用には，フッ化物配合歯磨剤やフッ化物洗口剤，それに専門家によるフッ化物フォームやゲル，ヴァーニッシュなどがあります．既に述べたように，全身的フッ化物利用にも局所的作用があります．フロリデーション水中から唾液と歯垢中に供給された低濃度フッ化物は，う蝕の発生を予防し，一方で初期う蝕病変に対してはう蝕の進行を後戻りさせるのです[45]．フロリデーションの効果を明らかにする際に，カリフォルニアサンフランシスコ大学の予防修復歯科サービス分野のJ.D.B.フェザーストン主任教授は次のように述べています．"飲料水中フッ化物にう蝕を減少する作用があるということはたくさんの研究で反論の余地がないほどに確証されています．これはいまなお紛れもない事実です"[46].

> カリフォルニア サンフランシスコ大学の予防修復歯科サービス分野のJ.D.B.フェザーストン主任教授は次のように述べています "飲料水中フッ化物にう蝕を減少する作用があるということはたくさんの研究で反論の余地のないほどに確証されています."

フッ化物の再石灰化促進作用は重要です．エナメル質中と表面のフッ化物イオンは，エナメル質を強化してう蝕（無機質の損失あるいは脱灰）に抵抗するだけでなく，う蝕原性菌の産生する酸で脱灰した初期う蝕病変部を修復あるいは再石灰化することによってエナメル質を強化します[42, 47〜51]．再石灰化に必要なフッ化物イオンの供給源は，フッ化物配合歯磨剤のような各種フッ化物製剤と同じようにフロリデーション水も相当します.

う蝕減少の最大効果は，フッ化物が歯の萌出前（全身的）に歯が形成される段階で歯質に取り込まれ，また，歯の萌出後（局所的）に歯表面に作用する際に達成されます．フロリデーションには全身的ならびに局所的の二通りの作用があるのです[44, 52〜54].

質問3
水道水フロリデーションとは何ですか？

答 水道水フロリデーションとは，飲料水に自然に含まれるフッ化物が不足している地域で，フッ化物濃度を歯の健康のために推奨される至適濃度に調節することです.

事実 広範な研究により，米国公衆衛生局（USPHS）は米国の飲料水の至適フッ化物濃度を0.7〜1.2ppmと決定しました．このフッ化物濃度では効果的にう蝕を減少し，（審美的に問題となる）歯のフッ素症は発現しません．至適フッ化物濃度は各地域における1日の最高気温の年間平均値で決定します[55].

1リットルの水にフッ化物が1mg（mg/l）含まれている状態は1ppmです．1ppmではフッ化物は水の百万に希釈されます．百万という大数は視覚に訴えにくい数字です．正確さに欠けますが，次に示す比例で「百万分の1」が理解しやすくなるでしょう．

・16マイル（25.6km）に対する1インチ（2.54cm）
・2年に対する1分
・1万ドルに対する1セント（百万円に対する1円）

本書では以下の用語を定義して使います.

Community Water Fluoridation（フロリデーション）とは，水に含まれる天然のフッ化物濃度を歯の健康のために推奨されるフッ化物濃度（0.7〜

恩　　恵

1.2ppm）に調整することです．本書では，同義語として water fluoridation, fluoridation, optimally fluoridated water という用語も使用しています．天然の水かあるいは調整する方法により，至適フッ化物濃度が得られます．

　💧質問6参照

Sub-optimally fluoridated water（至適フッ化物濃度以下の水）とは，天然のフッ化物濃度が0.7 ppm以下の水で，本書では同義語としてnonfluoridated water や fluoridated-deficient water とも用いています．

質問4
飲料水にはどれくらいのフッ化物が含まれていますか？

答　給水源が地方公共・地域水道水であれば，地域水道供給者や市町村・郡・州の保健部局から水道水中のフッ化物濃度を教えてもらうか，地区の消費者信用報告書（CCR：Consumer Confidence Report）で調べるか，インターネット上の「My Water's Fluoride」で確認できます．また私有の井戸水であるならば，認証研究機関において検査および結果の交付を受ける必要があります．

事実　地方公共水道または地域水道に含まれるフッ化物については，地域水道供給者や市町村・郡・州の保健部局から情報を得ることができます．1999年には米国環境保護局（EPA：U.S. Enviromental Protection Agency）は，初めて水道事業者に対して消費者に水質調査年鑑を公開することを要求しました．毎年7月1日頃には，これらの水質調査報告書や消費者信用報告書（CCR：Consumer Confidence Report）は，各戸に郵送や，地元紙に掲載されたり，インターネット上で閲覧できるようになります[56]．

この報告書の写しを入手したい場合は，地元水道事業者に連絡をとってください．水道料金の請求書に水道事業者名が記載されています（水道事業者は地方自治体名と一致しない場合が多いので注意してください）．もし，水道事業者名がわからない場合には地元の保健部局に問い合わせてください．

インターネット上には，水質に関する情報を提供する2つのサイトがあります．オンライン上で水質調査報告書や消費者信用報告書（CCR）を掲載するEPAのWebサイトのURLは，http：//www.epa.gov/safewater/dwinfo/index.html[57]．

米国疾病予防管理センター（CDC）のフロリデーションWebサイト"My Water's Fluoride"は，

http://apps.nccd.cdc.gov/MWF/Index.asp[58]．

CDCに情報を提供しているこれらの複数の当局により，このサイトでは水道事業者の水道水フッ化物濃度調整の実態を一覧表にして掲示しています．

EPAには私有の飲料水源の水質を規制する権限はありません．しかしながら，EPAは私有の飲料水源の水質を毎年調査することを推奨しています．EPAは飲料水中のフッ化物濃度の検査を特に要求していませんが，保健専門家は飲料水中におけるフッ化物濃度の情報は，フッ化物サプリメントの摂取規定量の特定や，水源のフッ化物濃度が2 ppm以上の時に生じる（審美的に問題となる）歯のフッ素症の危険性を減らすために，代替の水源を消費者に勧告する際に必要なのです[59]．

　💧質問12, 24, 25, 52参照

飲料水テストは，州政府認定研究機関で通常行われています[59]．州政府認定研究機関のリストが必要な場合は，地方・郡・州の水道局や保健部局に連絡を取ってください．

質問5
米国の水道水フロリデーションにはどのようなフッ化物が使われていますか？

答　フッ化ナトリウム，ケイフッ化ナトリウム，ケイフッ化水素酸（フッ化ケイ素酸）の3種が承認されています．ケイフッ化ナトリウムとケイフッ化

水素酸をケイフッ化物と呼称する場合があります．

事実 米国のフロリデーションには3種のフッ化物が使われています．すなわち1）フッ化ナトリウムは白色で，無臭であり粉末か結晶で使われます．2）ケイフッ化ナトリウムは，白色あるいは黄色で無臭の結晶です．3）ケイフッ化水素酸は，白色ないし淡黄色の液体です[36, 60]．

フロリデーションが始まった1945年時にはフッ化ナトリウムが使われましたが，翌1946年にはケイフッ化ナトリウムが使われ，1951年までは頻用されました[61]．ケイフッ化水素酸は1940年代後半に初めて使用され，現在では米国のフロリデーション用のフッ化物として最も多く使用されています[36, 61]．

> "公共の安全性を確保するため，米国のフロリデーションに使用するフッ化物の安全基準が確立されてきました．"

公共の安全性を確保するため，米国のフロリデーションに使用するフッ化物の安全基準が確立されてきました．特に，フロリデーションに使用するフッ化物は米国水道協会（AWWA）と米国科学財団（NSF）の基準を満たしています．

💧フロリデーションの実際参照

質問6
至適フッ化物濃度の天然水と調整フロリデーション水ではその効果に差がありますか？

答 差はありません．至適フッ化物濃度であれば，天然であってもフッ化物濃度調整であっても効果は同じです．

事実 フッ化物は"イオン"あるいは電荷原子として水中に存在します[36]．岩石や砂にしみこむ水に存在するイオンも，管理下でフッ化物イオン濃度調整した場合の水に存在するイオンも同じです．至適フッ化物濃度に満たない上水道を管理してフッ化物濃度を調整しても，天然の至適フッ化物濃度飲料水で得られる効果と同様の効果が得られます．フロリデーションとは，すべての飲料水に存在する天然由来のフッ化物の調整に過ぎません．

> "フロリデーションとは，すべての飲料水に存在する天然由来のフッ化物の調整に過ぎません"

"人工的な水道水フッ化物添加"という用語を使う人もいます．そのような表現を使うと，フロリデーションは自然な過程とはみなされず，水道に人為的に異物を混入することになります．しかし実際には，すべての水にある量のフッ化物が含まれているのです．フロリデーションとは口腔保健の向上のため行う自然に即した方法なのです[62]．

💧質問45参照

"調整した"水道水フロリデーションを開始する前には，天然由来の至適フッ化物濃度地域の飲料水とフッ化物濃度の低い飲料水との効果を比較した初期の疫学研究が行われた結果，1ppmの至適フッ化物濃度の飲料水を飲用している人々にはう蝕が少ないことが判明しました[12]．

フロリデーションの研究はカナダ，オンタリオ州のブランドフォード（至適フッ化物濃度調整地区），ストラトフォード（至適フッ化物濃度の天然フッ化物地区）とサーニア（フッ化物不足地域）で行われましたが，ブラントフォードとストラトフォードはともに至適フッ化物濃度以下のサーニアに比べて，はるかにう蝕が少なかったのです．天然の状態での至適フッ化物濃度地域とフッ化物濃度調整地域では，フッ化物源の違いに関わらず，う蝕の減少傾向に差が認められませんでした[16]．

恩　恵

質問7
フロリデーションはう蝕予防に効果的ですか？

答　フロリデーションの効果を示す膨大な証拠があります．フロリデーションは小児，青年と成人のう蝕予防に非常に効果的な方法です．しかしながら，住民のう蝕変動のパターンと拡がりに応じて今後も継続してフロリデーション効果を評価することが重要です．

事実　フロリデーションの効果は，60年以上にわたる科学的な文献で証明されています（図2）．1945年には，フロリデーションが始まる前の1930年代と1940年代の疫学研究データでも天然フッ化物高濃度地域の小児は，フッ化物濃度の低い地域の小児に比べてう蝕が少ないことを示しています[11,12]．それ以降も，う蝕減少を示すフッ化物の有効性を証明し続けた膨大な研究があります．

ミシガン州グランドラピッズは世界初のフロリデーション都市ですが，15年間の画期的な研究によると，生後からフロリデーション水を飲用していた小児は，対照都市でフッ化物濃度の低いミシガン州ムスケゴンで行われたベースライン調査での小児よりも，う蝕は50〜63％も少なかったことが示されています[63]．

ニューヨーク州ニューバーグでは，フロリデーション開始の10年後に調べたところ，6〜9歳児の小児う蝕は，対照都市のフッ化物濃度の低いニューヨーク州キングストンの小児に比べて58％少ない値でした．15年後には，ニューバーグの13，14歳児のう蝕は，キングストンに比べて70％も少なくなりました[64]．

イリノイ州エヴァストンでのフロリデーション開始の14年後には，14歳児でフッ化物濃度の低い対照群であるオークパークよりもう蝕経験歯数は57％も少ない状況でした[65]．

1974年に行われました前回調査で示したように，

・CDC（米国疾病予防管理センター）Recomendations for Using Fluoride to Prevent and Control Dental Caries in the United States. MMWR 2001; 50（No. RR-14）．（フッ化物利用のガイドライン）
・Horowitz HS. The effectiveness of community water fluoridation in the United States. J Public Health Dent 1996; 56（5 spec No）: 253-8.（フロリデーション50周年レヴュー）
・Murray JJ. Efficacy of preventive agents for dental caries. Caries Res 1993; 27（Suppl 1）: 2-8（1976〜1987年に行われたフロリデーション研究レビュー）
・Newbrun E. Effectiveness of water fluoridation. J Public Health Dent 1989; 49（5）: 279-89.（23ヵ国，113のフロリデーション研究結果の分析）
・Ripa LW. A half-century of community water fluoridation in the United States: review and commentary. J Public Health Dent 1993; 53（1）17-44.（50年間のフロリデーションに関する分析）

図2　水道水フロリデーションの有効性

フッ化物濃度の低い地域であるアルフォンよりもフロリデーション地域のアングレセイのう蝕率が低いかどうかを確認するために，1983年には，英国ノースウェールズで研究が行われました．アングレセイに生まれ育った5歳，12歳，15歳児とフッ化物濃度の低いアルフォンの同年齢児を比較しました．研究結果からは，1974年の調査結果より両地域ともにう蝕が減少していることが判明しました．しかし，フロリデーションを実施したアングレセイの小児は，フッ化物濃度の低い地域であるアルフォンよりもう蝕が45％少ない値でした[66]．これらの所見から，う蝕が減少傾向にあってもフロリデーションを継続する必要があることが指摘されました[67]．

米国では，約4万人の小児を対象とする調査が行われました[29]．5〜17歳児のほぼ50％の小児は，永久歯う蝕がゼロでした．1980年の同様の調査では，約37％がう蝕ゼロでしたので大幅な改善が認められました．う蝕のこのような劇的な減少は主にフロリデーション，フッ化物配合歯磨剤，フッ化物サプリメント，フッ化物洗口剤の広範な利用によるものです．全体としてう蝕は減少していますが，フッ

化物サプリメントとフッ化物局所利用によるフッ化物摂取を調整しても，フロリデーション地域に暮らし続けている小児のう蝕は25％少ないデータからも明らかです．

1990年の対照研究によると，飲料水中のフッ化物濃度の低い地域に生まれ，居住し続けている小児は，フロリデーション水を飲用している小児よりも61〜100％もう蝕経験率が高いことがわかりました[68]．さらに，この研究所見からフロリデーションは有意義な公衆衛生的利益があり，シーラントもう蝕予防に重要な役割を果すことが示唆されました．

英国の研究では，1991〜1992年と1993〜1994年の調査データから，平均して5歳児のフロリデーションによるう蝕減少率は44％と推定されました．さらに社会経済的に低いグループの小児では，フロリデーションの利益はもっと大きくなり，平均54％であったことが示されました．したがって，最も健康な歯を必要とする小児にフロリデーションは最大の利益を与えます[69]．

1993年には，23カ国で113のフロリデーションの研究結果を収集し，分析が行われました[70]（分析対象の113の研究のうち59は米国で行われた研究です）．このレヴューでは，乳歯についての66研究と永久歯についての86研究の各々について有効性のデータが示されました．これをまとめて，う蝕抑制率として観察された最頻値は乳歯で40〜49％であり，永久歯あるいは成人の歯で50〜59％でした．

1976年から1987年にかけて行われた第二のレヴューによると[28]，フロリデーション地域での年齢群ごとのう蝕の減少率を，次に示します．

```
30〜60％：乳歯列
20〜40％：（乳歯と永久歯からなる）混合歯列（8
         〜12歳）
15〜35％：永久歯列（14〜17歳）あるいは
         成人の歯
15〜35％：永久歯列（成人と高齢者）
```

米国フロリデーションの50年史の総合的分析から，飲料水中フッ化物濃度とう蝕との間に逆相関のあることが半世紀前に発見され，いまなお事実として生き続けていることが証明されています[71]．乳幼児哺乳瓶う蝕とは，ある集団の乳幼児が重篤に罹患する早期型の重症例です．フロリデーションは，特に社会経済状況の低い階層に属する乳幼児の乳歯う蝕の予防に極めて効果的です[72]．1998年のレヴューでは，この早期罹患型のう蝕予防の効果的な方法として，フロリデーションが最も高いランクに位置付けられました．乳幼児にとって水道水フロリデーションは歯科受診を要しない，あるいは親や養育者に対する動機付けの必要のない唯一のう蝕予防手段です[73]．

2001年に，国立衛生研究所（NIH）は"生涯を通したう蝕の診断と管理"についてのコンセンサス開発会議を開催しました．当該会議の結論として出されたコンセンサス声明の一部として，フロリデーションは乳歯う蝕予防の効果的かつ最重要な方法として広く容認されていると述べています[74]．

> "歯科受診の必要がある小児ほど水道水フロリデーションの利益が最大となります．米国作業班は，フロリデーションが地域単位のう蝕コントロールと予防のために集団を対象とした方策として加えるように熱心に推奨しました．"

地域予防サービスに関する米国作業班の代表専門家チームによって，2001年に行われた文献検索のシステマティックレヴューでは，フロリデーションは集団のう蝕予防に効果的であることがわかりました．作業班は有効性についての強力な証拠に基づいて，地域単位のう蝕のコントロールと予防のためにフロリデーションが，包括的な集団全体を対象とした方策（ポピュレーションストラテジー）に加えるように熱心に推奨しました[75〜78]．

質問8
今日ではフッ化物の各種利用方法が拡がっていますが，フロリデーションは今なおう蝕予防に効果的ですか？

答 フロリデーション以外の各種フッ化物利用が拡がっても，飲料水中フッ化物濃度の低い地域住民はフロリデーション地域住民に比べて高いう蝕罹患率を示し続けています[68,70,72,79〜83]．

事実 1940年代には，至適フッ化物濃度の飲料水で暮らす地域の小児のう蝕抑制率は，フッ化物濃度の低い地域に居住する小児に比べて約60％でした．その当時，自然の食物に含まれるフッ化物を摂取する以外，飲料水が唯一のフッ化物供給源でした．

最近の研究では，天然の状態で至適フッ化物濃度地域や調整フロリデーション地域と同様にフッ化物濃度の低い地域でもう蝕が減少しています．その第一の理由として，住民の転居が頻繁になっていることが挙げられます．いい換えれば，至適フッ化物濃度地域あるいは低フッ化物濃度地域に定住していて，飲水歴が明らかな多数の研究対象者を把握することがますます困難になっているからです．

> フロリデーション以外のフッ化物利用が拡がる時代になっても，フロリデーションは現在でも20〜40％のう蝕を減少させる有効性を保ち続けていることが実証されています．

第二の理由としては，フッ化物の供給手段としての食品，清涼飲料水，歯科用製剤（歯磨剤，洗口剤，専門家適用のフォーム，ゲルやヴァーニッシュ）それにフッ化物サプリメントなどが広く利用されているからです[84]．

フロリデーション都市で調理された飲食物は，フッ化物濃度の低い地域で調理された飲食物よりフッ化物濃度が高くなります．これらの飲食物は調理した都市だけでなく，フッ化物濃度の低い地域にも配送されて消費されます．この"ハロー(後光)"効果，あるいは"拡散"効果によってフッ化物濃度の低い地域の人々のフッ化物摂取を増やし，そのおかげで人々はう蝕予防効果を増大させています[52,71,85,86]．このようなフッ化物の各種利用が拡がった結果，フロリデーション地域とフッ化物濃度の低い地域間のう蝕罹患率の差は，数十年前より幾分か小さくなりましたが，しかし，今なおフロリデーションの意義は大きいのです[87]．拡散効果の説明を誤ると，フロリデーション水で調理した大量の製品を，フッ化物濃度の低い地域に配送したことで，本来生じるはずのフロリデーションによる利益が過小評価されることになりかねません[86]．

フロリデーション以外のフッ化物利用が拡がる時代になっても，フロリデーションは現在でも20〜40％のう蝕を減少させる有効性を保ち続けていることが実証されています[28,29]．

質問9
水道水フロリデーションを中断したら，う蝕はどうなりますか？

答 フロリデーションを中断したら，たとえフッ化物配合歯磨剤とフッ化物洗口剤のようなフッ化物局所利用を広く行っても，中断の間，う蝕は増加するはずです．

事実 フロリデーション中断の際に認められた歴史的な研究の要約を以下に列記します．

ウイスコンシン州アンティゴは1949年に水道水フロリデーションを開始しましたが，1960年11月にフロリデーションを中断しました．フロリデーションを中断して5年半後，1960年当時（フロリデーションの中断した年）の同年齢層の学童よりも2年生の学童は200％，4年生の学童は70％，そして6年生の学童は91％もう蝕が増加しました．1965年，アンティゴでは小児の口腔保健状況の悪化を機にフロリデーションを再開しました[88]．

1979年に政府の決定で，ノーススコットランド

のウィックではフロリデーション実施後8年で中止しました．水中フッ化物濃度は以前の0.02 ppmになりました．ウィックの小児う蝕の状況を追跡したところ，フロリデーションの中断の悪影響がはっきり出てきました．フロリデーション中断5年後に，永久歯では27％，乳歯では40％もう蝕が増加しました．全国的には全体としてう蝕が減少したと報告された時期であり，フッ化物配合歯磨剤が広く利用された時期だったにもかかわらず，フロリデーション中断にう蝕の増加が起こりました[89]．これらのデータから，フロリデーションが中断ないし終結すると，フッ化物配合歯磨剤の広範な利用があっても小児う蝕は増加することが示唆されました．

同様に，スコットランドのストランラエルでの10歳児のう蝕は，フロリデーション中断後にう蝕修復に関する平均治療費は115％増加し，歯科全体の平均治療費は21％増加しました．このデータからも，フロリデーションがう蝕抑制に重要な役割を果すことが確認されています[90]．

米国の研究では，フロリデーション地域に住んでいて，その後にフッ化物濃度の低い地域であるミシガン州コールドウォーターに移住した6～7歳児の移住後3年間の永久歯う蝕歯面数（DMFS）は，11％の増加を認めました．このデータからフッ化物の局所応用のみでは効果が劣り，また思慮深い公衆衛生手段とはなり得ないものであると再確認されました[28, 91]．う蝕の減少は，フロリデーションが実施され，加えてフッ化物配合歯磨剤とフッ化物洗口などが局所応用されると最大となります．

最後に，フロリデーションとう蝕の関係を報告した研究では，飲料水の2.2 ppm天然フッ化物濃度のイリノイ州ガレスバーグの事例に焦点を当てました．1959年に，ガレスバーグでは，水源をミシシッピ川からの取水に切り替えました．そのため水道水のフッ化物濃度は約0.1 ppmになりました．フッ化物濃度が低い期間には14歳のう蝕経験のない小児は10％減少し，う蝕歯数では38％も増加しました．そこで，2年後の1961年に推奨レベルのフッ化物濃度1.0 ppmに調整してフロリデーションが開始されました[92]．

フロリデーション中断後に，う蝕の増加を認めなかったという米国以外の研究報告があります．しかしながら，報告例のすべてにはフロリデーションの中断に合わせて別のう蝕予防手段が導入されています．

例えば，キューバのラサルドの研究では，1990年にフロリデーションを中断しても小児のう蝕は増加しなかったと報告しています．しかしながら，フロリデーション中断時期にすべての小児が定期的にフッ化物洗口して，年に1～2回の割で通算2～5回フッ化物ヴァニッシュ塗布を受けるという新たな局所利用フッ化物プログラムが採用されました[93]．

フィンランドでは，クオピオ（フロリデーションを1959年から1992年まで実施）とユヴァスキュラ（天然フッ素濃度が低い）で長期的な調査が行われ，これらの地域でのう蝕罹患率はほとんど変わらなかったと報告しています．この結論はたくさんの要因に起因します．母集団は民族背景と社会構成の点でほとんど一緒です．事実，すべての小児や青年は，政府による包括的な無料の歯科援助を受けていました．このプログラムはフィンランドの小児に局所的なフッ化物応用とシーラントを施します．その結果，フロリデーションの効果がほとんど観察されなかったのです．このような特異な要因群に起因しているため，集中的な口腔衛生管理体制が整っていない他の国では，この事例と同じような結果は得られないでしょう[94]．

1990年当時の東ドイツに位置するケムニッツとプラウエンでは，1990年にフロリデーションが中止された後，う蝕の有意な減少がみられませんでした．この場合の関連要因には，口腔衛生管理に対する意識の改善がなされ，また，食塩フロリデーション（フッ化物濃度調整食塩）やフッ化物配合歯磨剤，シーラントの応用などの広範な利用が実施されています[95]．

同じような報告がオランダで発表されています．ティール（1953年から1973年までフロリデーションを実施）とクレムボーグ（フロリデーション未実

施）で行われた15歳児を対象とした研究では，ベースラインの1968年から1988年までの平均のう蝕罹患率を比較しています．ティールにおけるフロリデーション中止後のう蝕の減少率は，口腔保健教育の開始やフッ化物サプリメントの無料提供，歯科臨床におけるフッ化物局所応用の大幅な増加に起因します[96]．

質問10
う蝕はいまだに重大な問題ですか？

答 はい．う蝕は内因感染性の疾患で，引き続き重要な口腔保健問題です．

事実 う蝕はすべての年齢層で最もありふれた，しかも経済的負担の大きい口腔保健での問題です[97]．それは小児期から中年に至る歯の喪失の主な原因の1つです[98,99]．中年と高齢者のう蝕としては，歯肉の退縮に伴い歯根面が露出して根面う蝕という問題を来たします．高齢者は小児と同等あるいはそれ以上の高いう蝕経験になるかもしれません[100]．口腔内での直接的な影響に加えて，う蝕は個人的にもある種の食物摂取能力を阻害し，疼痛と不快感を惹起して心理的にも社会的健康にも影響を及ぼし，全身の健康を左右します．特に前歯部う蝕は外観を損ない，そのために自尊心と雇用に影響をもたらします．

> "中年と高齢者のう蝕として，歯肉の退縮に伴い根面う蝕という問題を来たします．"

この20年間以上にわたって，米国学童の全般的なう蝕経験量の減少にもかかわらず，う蝕は特に国民のある階層にとっていまだに重要な口腔保健問題です．約4万人の米国学童を対象として，1986〜1987年に行われた米国国立歯学研究所（NIDR）の調査では，5〜17歳の25%の学童が全体の永久歯う蝕経験量の75%を占めていることがわかりました[97]．う蝕減少にもかかわらず，貧困に喘ぐ家庭の小児は経済的に恵まれている小児に比べてう蝕経験量が多いのです[20]．個人のう蝕リスクを高める要因には，不十分なフッ化物の摂取，不定期な歯科受診，咬合面の深い小窩裂溝，少ない唾液分泌，頻回の砂糖摂取と非常に多い口腔細菌数が挙げられます．

う蝕は最もありふれた小児の病気の1つで，5〜17歳児での喘息の5倍，花粉症の7倍の罹患状態です．フロリデーションされていなければ，う蝕関連疾病のために国全体で年間，推定5,100万時間以上の授業時間の損失となるでしょう[101]．

心理的および社会的健康への影響の他に，歯科疾患の結果として治療費の負担があります．メディケアとメディケイドサービスによると，2003年の歯科サービスに対する全国総費用（個人と公共支出を含む）は743億ドルと推定されました．この数字は，口腔保健問題の間接的費用あるいはその他の保健ケア提供者によるサービスコストを含んでいません[102]．繰り返すと，目標は修復治療より予防を最優先しなければなりません．フロリデーションは，米国民にとって最も費用対効果の高い方法なのです[103,104]．

質問11
成人も水道水フロリデーションから恩恵を受けられますか？

答 水道水フロリデーションは生涯を通じてう蝕予防の役割を果たし，小児にも成人にも恩恵を与え続けます．実際，フッ化物摂取が少ないと，小児でも成人でもう蝕ハイリスクとなります．

事実 初期の水道水フロリデーションの試みには，成人にも有益であろうという研究計画は行われていませんでしたが，1950年代半ばまでには，フッ化物による全身的・局所的効果の多くの根拠が示されてきました．すぐに水道水フロリデーションが成人のう蝕予防になるということも明らかになりました[44]．フッ化物には全身的・局所的効果があり，成人に対して以下の2点から有益です．第一は，エ

ナメル質の再石灰化のプロセスで得られます．微量のフッ化物を頻繁に摂取すると，エナメル質の初期う蝕病変は停在して，後戻りすることさえあります．成人の歯に対するフッ化物の局所応用で初期う蝕形成の段階ではその進行が止まり，その後の酸の侵襲に対して，う蝕抵抗性の増強したエナメル質の表面が生成することを明白に示す数多くの研究があります．さらに，全身応用による唾液中のフッ化物は，う蝕予防のため歯の表面に取り込まれるフッ化物イオンの供給源となります[63]．

💧質問2参照

> "これまでより米国民の平均寿命は延伸し，かつ残存天然歯数も増加しています．"

成人に対するもう1つの利益は，根面う蝕の予防です[100, 105〜107]．歯根面が露出すると口腔内う蝕原生細菌による直接的侵襲を受けるので，成人の歯肉退縮は根面う蝕リスクを高めます．フッ化物が歯根面の歯質に取り込まれて，う蝕の抵抗性を増大することを示す研究が発表されてきました[108〜112]．カナダのオンタリオ州の天然フッ化物高濃度地域（1.6ppm）であるストラトフォードに，生後より居住している成人は，対照地区でフッ化物低濃度地域のウッドストックの成人に比べて明らかに根面う蝕経験量は少ない値でした[111]．

これまでより米国民の平均寿命は延伸し，かつ残存天然歯数も増加しています．高齢者は歯肉退縮という問題を抱えているので，根面う蝕は年齢とともに増加します．多数の露出根面と過去の根面う蝕数が多いことは，個人的な根面う蝕のハイリスク群であることを示します[30]．1988〜1991年のNHANES（Ⅲ）調査資料によると，成人の22.5％が根面う蝕を経験しました．この数値は年齢とともに顕著に増加しました[113]．

1) 18〜24歳の根面う蝕経験者率ではわずか6.9％
2) 35〜44歳群では20.8％
3) 55〜64歳群では38.2％
4) 75歳以上群では約56％に根面う蝕が認められました．

歯肉退縮に加えて，高齢者では薬物治療や全身状態の変化などにより，唾液分泌量の減少，あるいは口腔乾燥症を起こしやすい傾向にあります[114, 115]．唾液分泌量が少ない人は，う蝕ハイリスク群に属します[30]．唾液分泌量の減少はう蝕罹患傾向を高めます．その理由は，唾液には初期う蝕の修復に必要な成分であるカルシウム，リン酸塩，フッ化物を含んでいるからです．

生後から続けてフロリデーション水を飲むことは，う蝕予防効果を最大に発揮することを示すデータがあります．一方，フロリデーションが始まると，萌出歯もまたフッ化物の局所応用効果の恩恵を受けます．1989年のワシントン州での研究によると，小児のときだけフロリデーション水を利用していた成人は，14歳以降にフロリデーションを飲用した成人と同程度のう蝕の発生がみられたといいます．この研究では，フロリデーションには局所効果と全身効果があることを実証しています．14歳以降のフロリデーションはフッ化物の局所効果を意味します．またこの研究で，歯の萌出前でのフロリデーションの全身効果は，小児の頃だけフロリデーションを経験した成人と同様に，生涯を通じてう蝕予防効果をあげることが示されています．同様の研究で，生涯にわたりフロリデーション地域に暮らす成人は，非フロリデーション地域の成人よりもう蝕経験量（未処置う蝕と充填したう蝕数）が31％少ないことを示す報告があります[110]．

> "水道水フロリデーションは単にう蝕減少だけではなく，健康全般にも役立っています．無用な感染，疼痛，苦痛，そして歯の喪失を予防します．しかも，生活の質を改善し，歯科治療費にかかる膨大な費用を節減します"

至適フッ化物濃度地域と低フッ化物濃度地域における成人のう蝕活性についてのスウェーデンでの研究によると，至適フッ化物濃度地域ではフッ化物低濃度地域に比べてう蝕経験量が有意に少なく，その差は口腔内細菌，唾液緩衝能あるいは唾液分泌量で

は説明できませんでした．飲料水のフッ化物濃度の差がう蝕罹患率の違いをもたらしたただ1つの要因だったのです[116]．

水道水フロリデーションは単にう蝕減少だけではなく，健康全般にも役立っています．無用な感染，疼痛，苦痛，そして歯の喪失を予防します．しかも，生活の質を改善し，歯科治療費にかかる膨大な費用を節減します[26]．加えて，フロリデーションは初期充填やその再発による再充填の必要性を防止し，天然歯のまま残存させることに役立ちます[117,118]．

質問2参照

質問12
フッ化物サプリメントは有効ですか？

答 フッ化物濃度の低い地域に暮らす小児にとっては，フッ化物サプリメントはう蝕予防方策であるフロリデーションの代替手段として有効です[119~122]．

事実 米国ではフッ化物サプリメントの経口摂取には処方箋が必要で，フッ化物濃度の低い地域に暮らす小児には，フロリデーション地域に居住する小児と同様なフッ化物摂取量となるように使用することを目的にしています[123,124]．

二種類のフッ化物サプリメントがあります：1つは生後6カ月以降の乳幼児用のドロップ（液剤）で，もう1つは小児用の錠剤です[124]．**フッ化物サプリメントはフッ化物濃度の低い地域の小児に限定して処方すべきです**．フッ化物サプリメントの**正しい使用量**は，小児の年齢と飲料水中のフッ化物濃度を基にします[125]．フッ化物は広範に利用されているので，フッ化物サプリメントはすべてのフッ化物摂取源を考慮して推奨用量と用法に従って使用するように勧奨されています[30,126]．最適な利益を得るためには，フッ化物サプリメントは生後6カ月から少なくとも16歳まで毎日続けるべきです[125]．最新の

表1　フッ化物サプリメント投与量
（米国歯科医師会，米国小児学会，米国小児歯科学会 1994年承認）

年齢	飲料水中フッ化物濃度（ppm）*		
	< 0.3ppm *	0.3～0.6ppm	0.6ppm <
誕生～6カ月	0	0	0
6カ月～3歳	0.25 mg/日†	0	0
3～6歳	0.50 mg/日	0.25 mg/日	0
6～16歳	1.0 mg/日	0.50 mg/日	0

* 1 ppm = 1 mg/l
† 2.2 mgフッ化ナトリウム中にフッ化物を1 mg含む．

フッ化物サプリメントの用法を表1に示しました．

地域単位のフッ化物サプリメントプログラムは，費用が高いという経済的な問題と，長期に飲用し続けるためのコンプライアンスを要するという手続き上の複雑さがあるので，公衆衛生手段としてフロリデーションの実際的な代替手段にはなり得ません．教育を受けてかつ動機づけられた親たちでさえ，対象期間を通じて子どもにフッ化物錠剤を継続投与したのはその半数に過ぎません[127]．さらに研究によると，コンプライアンスの個々のパターンは大きく変動することが確かめられています[128~130]．米国を含む数カ国の別個の報告では，家庭用として配布されたフッ化物錠剤の地域単位でのトライアルでは，コンプライアンスが悪く大失敗に終わったことが示されました[131]．

フッ化物サプリメントの購入と管理に関わる全費用は（フロリデーション装置の導入の初期費用にくらべると）小さいですが，小児一人当たりのフッ化物サプリメントの全費用はフロリデーションの一人当たりの費用よりもはるかに大きいのです[104]．さらにフロリデーションは年齢，社会経済状態，教育水準やその他の社会的因子に関わりなく，すべての住民のう蝕予防に利益をもたらします[26]．フロリデーションは，特に定期的な歯科サービスを受けにくい家族にとって重要です．

質問4，13，24，25参照

質問 13
6歳未満児へのフッ化物の利用を米国歯科医師会（ADA）は推奨していますか？

答　推奨しています．ADAは，フッ化物を摂取していないすべての年代の人々が，う蝕ハイリスクにさらされると認識しています．フッ化物の摂取方法には，フロリデーションやフッ化物サプリメントの服用があります．

事実　飲料水中フッ化物濃度の低い地域の子どもにとって，フッ化物サプリメントの服用はフロリデーションに代わる，う蝕予防のための効果的な手段です．フッ化物サプリメントの服用は，フッ化物濃度の低い地域に居住している子どものフッ化物摂取量を適切なレベルに上げるために行われ，処方箋が必要になります[124]．

フッ化物サプリメント摂取の推奨投与量スケジュールは，表1（16頁）に示すとおりです．飲料水中のフッ化物濃度の低い地域でも，食品や飲料からフッ化物を摂取するため，表1の摂取量はそれらを考慮したうえで最適のう蝕予防に必要なフッ化物の量を示しています．

> "フッ化物サプリメントの1日当たりの推奨投与量は，サプリメントスケジュールの摂取量と一緒です．"

フッ化物サプリメント摂取推奨投与量スケジュールは，1日に摂取するフッ化物摂取量の絶対的な上限ではありません．1997年に，医学研究所食品栄養局（Food and Nutrition Board of the Institute of Medicine）は，食事摂取基準値（DRI：Daily Reference Intake）という，食物の栄養量の包括的な基準値を決めました．この新しい数値は，最初は健康に最適な必要栄養量を示していましたが，加えて栄養素の過剰な消費による健康被害のリスクを減らすための最大量のガイドラインも設けるようになりました．フッ化物では，中等度の歯のフッ素症を発現することなくう蝕を減らすための値が設定されています[123]．

例を挙げると，フッ化物サプリメントスケジュールでは，飲料水中フッ化物濃度の低い地域（主要な給水のフッ化物濃度が0.3 ppm未満）に住む2歳児は，0.25 mgのフッ化物サプリメントを毎日摂取すべきであると設定されています．これは，正確に毎日0.25 mgのフッ化物の補充をしなくてはいけないという意味ではありません．しかし，2歳児がきっちりと0.25 mgのフッ化物を毎日摂取することで，健康への副作用もなく重要なう蝕予防効果が得られます．フッ化物濃度の低い地域であっても，食品や飲料からのフッ化物の摂取の可能性があり，この基準値の1日0.25 mgにはこれらのフッ化物の摂取量が考慮されています．食品や飲料からフッ化物摂取の見込みのない幼児では，推奨投与量である1日0.25 mgのフッ化物摂取ではう蝕予防に適切なレベルには達しないでしょう．

かつて定められた基準値は間違っていません．「フッ化物摂取が過剰であることが明らかとなったので，用量は以前の二度作成された基準値を下回りました．」これは問題というよりは，むしろフッ化物利用に反対する人々がほのめかしているように，ADAが正しいことを実行しているという証拠です．ADAは常に利用可能な科学的根拠を吟味しており，科学的な最新情報を基に基準値を改定しています．1994年に米国歯科医師会・米国小児歯科学会・米国小児医学会の後援で，フッ化物サプリメントワークショップ（Dietary Fluoride Supplement Workshop）がシカゴで開催されました．科学的根拠のレビューにより，これまでには利用されていませんでしたが，最近利用されている多様な局所応用および全身応用のフッ化物を評価した上で，新しい用量スケジュールの合意に達しました[125]．改定された経口摂取用フッ化物サプリメントの用量スケジュールは表1にあります．

恩恵

質問 14
技術的な制約により，水道水フロリデーションができないところで，水道水フロリデーションに変わるべき方法はありますか？

答 はい．水道水フロリデーション用の水道配管設備のない国によっては，食塩フロリデーションが行われています．

事実 食塩フロリデーションはヨーロッパ（例えば，フランス，ハンガリー，ドイツ，スペイン，スイス）や中南米（例えば，ボリビア，コロンビア，キューバ，ドミニカ共和国，エクアドル，エルサルバドル，ホンジュラス，ニカラグア，ベネズエラ，コスタリカ，ジャマイカ，メキシコ，ペルー，ウルグアイ）などの多くの国々で普及しています[132,133]．WHOの地域部門である汎(全)アメリカ保健機関(PAHO)は，カリブ海諸国は北米・中米・南米と同様に健康問題の責務として水道水フロリデーションおよび食塩フロリデーションの両方について，各地域におけるう蝕予防プログラムを活発に展開しています[133,134]．

米国以外で行われている食塩フロリデーション（食塩フッ化物濃度調整）の研究は，至適濃度にフッ化物濃度調整された水道水による，う蝕予防と同じ効果があると結論づけられています[135]．これらの国々の研究における効果では，12歳児のう蝕減少率は35～80％でした[136,137]．

食塩フロリデーションの利点は，水道中央配管設備を必要としないことです．水道中央配管設備のない多くの発展途上国では特に使われています．家庭用食塩と業務用食塩（パン屋，レストラン，施設，食品製造業）の両方ともにフロリデーションされていると，長期間の水道水フロリデーションに匹敵するう蝕減少効果を発揮します[136]．一方，家庭用だけの食塩フロリデーションであれば，その効果は低くなります[135]．

食塩フロリデーションは，水道水フロリデーションにはない欠点があります．当該地域の飲料水の水源が複数の場合に（各水源のフッ化物濃度の違いのため），食塩フロリデーションには難問が生じます．そのためには各水源におけるフッ化物濃度は一定である必要があります．そして水源のフッ化物濃度が適正または過剰である場合は，当該地域で食塩フロリデーションを導入してはなりません[138]．最後に，ナトリウムの多量の摂取は高血圧の危険性があることは周知の事実です[139,140]．高血圧あるいは食塩の摂取制限の必要な人にとっては，食塩フロリデーションは受け入れにくいフッ化物の利用方法となります．

💧質問 56 参照

ミルクフロリデーションは，水道水フロリデーションのもう1つの代替手段で，米国以外の国々で行われています．WHOはイギリス，中華人民共和国，ペルー，タイでのミルクフロリデーション実行プロジェクトを支援しています[141]．小児小集団における研究では，ミルクフロリデーションはう蝕を低下させると証明しました．しかし，これらの研究は大規模な調査ではありません．ミルクフロリデーションを，水道水フロリデーションや食塩フロリデーションの代替方法として推奨するにはより多くの研究が必要です[142]．ミルクフロリデーションを行う理由は，フッ化物を与えるターゲットを小児に絞ります．しかし，小児のミルク消費量は水のそれに比較して変動幅が大きいことが挙げられます．また，水に比べてミルクからのフッ化物の吸収が遅いことやいろいろな理由でミルクを飲まない，特に成人などかなり多数の人がいるため，広範に及ぶミルクフロリデーションの利益が小さいことなどが話題となっています[143]．また，ミルクのフッ化物濃度の調整は飲料水に比べて技術的に難しいのです．それは水道水フロリデーションの調整が一カ所で済むのに対して，ミルクは検査して安全を確認すべき搾乳場が多くあるからです．それに加えて，ミルクフロリデーションは天然もしくは調整によりフロリデーションが行われている地区で販売されるべきではないし，同一規格品を製造することも難しく，既存の市場を混乱させかねません[42]．

質問 15
ボトル水を常時使用すると，フロリデーションの利益を失いますか？

答 はい失います．大半の市販のボトル水には，至適レベル（0.7～1.2ppm）のフッ化物が含まれていないからです[144～148]．

事実 ボトル水を主に飲用する人は，フロリデーションによるう蝕予防の利益を失います．

米国のボトル水の消費量は，少なくとも年間一人当たり1ガロン（3.785リットル）で毎年増加しています．これは，10年前の倍以上です．過去5年の消費率を表2に示します[14]．

2004年には，米国でのボトル水の販売量は68億ガロンを超え，2003年に比べ8.6％増加しています．これは，売上高で約92億ドルになります．これには，炭酸と非炭酸水および国内のものと輸入品，一人用ボトルと大きいボトル，販売と直接配送されるボトルを含みます．今や米国民は炭酸飲料を除くとボトル水を多く飲んでいます（2004年で，一人当たり23.8ガロン）[149,150]．2004年には，これまで何十年も伸びていた炭酸清涼飲料の消費は，6年前の水準に落ちました（2004年には一人当たり53.7ガロン，1999年には一人当たり54.8ガロン）[150]．

> ボトル水を主要な飲用水としている人々は，フロリデーション水を利用することによる，う蝕予防効果が得られないでしょう．

1994年に，ロードアイランド州の2つの保健所で行われた研究では，全家庭の55％，小児のいる家庭では59％がボトル水しか飲まないと回答しました．大半のボトル水は適切なフッ化物濃度を下回ります．ヘルスセンターに来る人たちの60％は公的扶助（public assistance）を受けており，20％は健康保険に加入していないにも関わらず，各家庭は家計をやりくりしてボトル水を購入しています．公的扶助を受けている小児の52％と，健康保険未加入の小児の35％がボトル水を使用しているという報告もあります[151]．

表2 米国のボトル水市場[149]

	一人当たり 2000～2004年	
年	ガロン 一人当たり	年当たり 変化率（％）
2000	17.2	—
2001	18.7	8.7
2002	20.7	10.8
2003	22.1	7.0
2004	23.8	7.6

訳注＊1ガロン＝3.785リットル

ボトル水中のフッ化物量の幅は変化に富みます．1989年の小児歯科患者を対象にした研究では，フッ化物を含むボトル水は9種類あり，0.04～1.4ppmの幅でした[152]．1991年に実施された研究では，39種類のボトル水のうち，34種類ではフッ化物濃度が0.3ppmを下回りました．2年間以上の追跡調査が行われ，6種類の製品ではフッ化物量が1/2から1/4に低下しました[153]．2000年に実施された5種類の国内ボトル水の調査では，フッ化物の濃度は5種類で有意に異なり，また3種類のボトル水では，同じブランドでも製品によりフッ化物濃度が有意に異なりました[154]．

ボトル水がフッ化物の摂取に与える影響を評価するためには，いくつかの因子について考慮しなくてはいけません．一つ目は，1日に消費するボトル水の量です．二つ目は，ボトル水が飲用に利用されているのか，食事の支度やスープやジュースや他の飲み物に使用されているのかということです．三つ目は，例えばデイケア施設や学校，職場での給水がフッ化物濃度適正化された水なのか，ボトル水なのかを調べることです．

最終的に主な問題はボトル水のフッ化物濃度です．上水道の水には，EPAによる規定がありますが[155]，ボトル水はFDAによる水質基準があるからです[156]．

💧質問43参照

ボトル水は，ボトルや他の容器に封入された添加

物を含まずに（場合によっては安全で安定した抗菌剤を含んだ），人が消費するための水と定義されています．FDAは，物理的，化学的，微生物学的物質，放射性物質の最大許容量をボトル水の標準規格の中に設定しました．また，FDAはフッ化物の添加も承認しています[156]．1996年をもって，FDAの規定でボトル飲料水中のフッ化物含有量は，加工中にフッ化物が添加された場合にのみ，ラベルに表示するようになりました[157]．もしもボトル水のラベルにフッ化物が表示されていないなら，フッ化物濃度情報を入手するために当該会社に問い合わせるか，あるいはボトル水の検査をすることができます．

ボトル水やフッ化物摂取に関する情報は，ADAのホームページの「ボトル水，家庭用浄水器とフッ化物の利用」（http://www.ada.org/goto/bottledwater）に掲載されています（図3）．

失われれる成分は？
http://www.ada.org/goto/bottledwater
・あなたのボトル水はフッ化物を含んでいますか？ ・あなたの家の浄水器はフッ化物を取り除きますか？
ADA. 米国歯科医師会 www.ada.org
たくさんのADAの情報がいつでもワンタッチで取り出せます．図書館の本や製作物をオンラインで注文しよう．JADA文献を読もう．重要な問題を仲間と議論しよう．専門的な内容で役に立つ情報をアルファベット順で探そう．ADAの歯科教育アニメを推奨しよう．患者さん向けのお話やゲームもあるよ．
内容盛りだくさん．www.ada.orgにさあアクセスだ！

図3　ボトル水／家庭用浄水器

質問 16
家庭用浄水システム（例えば浄水濾過器）は，フロリデーションに影響しますか？

答　はい．家庭用浄水濾過器の種類によっては，フッ化物の減少をもたらしてフロリデーションのう蝕予防効果の減少を来します．

事実　浄水ろ過器（例えば，ガラス製水差し型フィルター，蛇口フィルター，流しフィルターと全家屋フィルター），逆浸透性システム，蒸留装置，飲料水軟水化装置などいろんな種類の家庭用浄水装置があります．これらの装置のフロリデーションに及ぼす影響に関する大規模調査はありません．これに関して入手できる研究結果にはしばしば矛盾があり，不明確です．しかしながら，逆浸透性システムと蒸留装置は水道水から明らかにフッ化物を除去することが正確に証明されています[41,158,159]．一方，飲料水軟化装置に関する最近の研究では，硬水から軟水へ変換する過程でフッ化物濃度に有意な変化はないことが示されました[160,161]．浄水濾過器において，飲料水中のフッ化物濃度は濾過器タイプ，その使用される濾過器の品質，状態そしてその使用年数によります．活性アルミナを含む活性炭素フィルターでは，有意にフッ化物量を除去するでしょう[162]．各フィルタータイプは別個に評価する必要があります[159]．

家庭用濾過器で処理した飲料水を飲む人は，フロリデーションのう蝕予防効果を失うことになりかねません．家庭用濾過器を使っている人には，少なくとも年1回は処理した水のフッ化物濃度を検査しなければなりません．さらに頻回の検査が必要になるかも知れません．この検査は地方あるいは州公衆衛生局を通してできます．民間の検査施設でも飲料水フッ化物濃度の検査はできます．

地域公共水道水のフッ化物濃度情報は歯科医師，地方と州健康課あるいは地方水道局に尋ねると情報が得られます．

　質問4参照

家庭用浄水処理システムとフッ化物に関する情報は，ADAのWebサイトで閲覧できます．"ボトル水，家庭用浄水器とフッ化物の利用" http://www.ada.org/goto/bottledwater（図3）

安　全　性

質問 17
う蝕予防のためのフロリデーションは，ヒトの健康に悪影響を及ぼしますか？

答 フロリデーションが安全であることは，膨大な数の科学的な証拠によって裏付けられています（図4参照）．

事実 数世代にわたり数百万人が，う蝕予防に推奨されているフッ化物濃度，あるいはそれよりも高い天然フッ化物濃度地域で生活してきました．フロリデーションの安全性を確かめるために，これらの集団を対象とした調査が行われました[84, 163〜166]．実際に，1993年8月に，国内科学アカデミーの米国国立研究評議会（NRC）は，現在許容されている飲料水のフッ化物レベルでは，癌や腎不全，あるいは骨の疾患のような健康問題を起こさないことを証明する報告書を米国環境保護局（EPA）に提出しました[167]．フッ化物の毒性に関するデータの再調査に基づいて，その報告書を作成した専門委員会は，EPAによる飲料水中の天然フッ化物濃度の上限値4ppmは「暫定基準として妥当」であると結論しました[167]．その後，EPAは上限値4ppmが安全の上での適正な限界で，健康に悪影響を与えないことを発表し，米国連邦政府官報の飲料水フッ化物濃度基準を改訂しない旨を通告しました[168]．

フッ化物は他の栄養剤と同様に，安全で，適切に飲用すると効果があります．フロリデーションの有効性と安全性は，これまで受け入れられた科学的研究知見によって実証されています．60年にわたる調査研究と実践経験を経て，フロリデーションが安全でかつ有効であることは十分に科学的に証明されています[169]．

> "60年にわたる調査研究と実践経験を経て，フロリデーションが安全かつ有効であることは十分に科学的に証明されています．"

健康問題に従事している米国や世界中の多くの機関が，フロリデーションの有効性を認めています．

・医学研究所食品栄養委員会
Dietary reference intakes for calcium, phosphorus, magnesium, vitamin D and fluoride. Report of the Standing Committee on the Scientific Evaluation of Dietary Reference Intakes. Washington, DC: National Academy Press; 1997.

・国立研究評議会
Health effects of ingested fluoride. Report of the Subcommittee on Health Effects of Ingested Fluoride. Washington, DC: National Academy Press; 1993.

・米国保健福祉省公衆衛生局
Review of fluoride: benefits and risks. Report of the Ad Hoc Subcommitee on Fluoride. Washington, DC; February 1991.

・世界保健機関
Fluorides and human health. Monograph series on 59. Geneva, Switzerland; 1970.

図4 フロリデーションの安全性

安全性

1950年に，米国歯科医師会（ADA）は初めてフロリデーション支持の決議をし，フロリデーションの安全性や効果の継続的な評価に基づいて，何度もその公的な見解を表明してきました[3]．2005年の「水道水フロリデーション60周年記念ADA声明」では，この立場を強固なものとしました[4]．1951年に米国医師会（AMA）はフロリデーションを支持しました．1986年と1996年に，AMAは「う蝕を減少する効果的な方法」としてフロリデーション支持を再表明しています[170]．WHOは，1969年に第1回目のフロリデーション実施を推奨しましたが[171]，1994年にフロリデーション支持を再確認し，次のように公表しました．「もし水道水供給が可能な地域ならば，フロリデーションは全住民が利用できる最も効果的な方法です．それによってすべての社会階層の人々が個人で積極的に参加しなくても予防の利益を得ることになります[138]」．1991年の包括的な総説（レヴュー）と，フッ化物の利益とリスクに関する公衆衛生的な評価に従って，米国公衆衛生局（USPHS）はフロリデーションの支持を再確認し，フッ化物の利用によるう蝕予防を一貫して推奨しています[84]．

フロリデーションに影響力のある5つの主な保健機関による最近の声明が，本書に示されています（82頁）．

また，フロリデーションによるう蝕予防によって公衆衛生的な利益を認めている，米国および国際的な保健，サービスと専門機関に掲げられています（83頁）．

質問 18
ヒトに対するフッ化物の影響を調べる研究は現在も行われていますか？

答 はい．当初から，継続的にフロリデーションに関する研究・調査が行われてきました．他の科学領域と同様に，人に対しフッ化物が与える影響についての追加研究は，どのようにフッ化物を利用すれば，より高い効果があるかを示唆することができます．ADAおよびUSPHSは，現在進行中の研究を支持しています．

事実 60年以上にわたって，フロリデーションのあらゆる見地から何千という報告書が発表されてきました[84, 167]．これまで積み重ねられてきた歯学，医学および公衆衛生学分野のフロリデーションに関する膨大な証拠所見が調査され，アカデミー会員や専門委員会，政府，多数の世界的規模の主要な保健機関の特別協議会において幾度となく再評価されてきました．これら公的機関の答申において，推奨される至適レベルでのフロリデーションは，安全で口腔保健に大きな利益をもたらすことが表明されています．生涯を通じて至適フッ化物濃度を飲用し，潜在的な二次的健康被害に対する疑問が，医学調査の対象となってきました．その結果は，フロリデーションが生涯を通じて健康への害を及ぼすことが全くないことを示しています[138, 163〜166]．

> 「推奨されるレベルでのフロリデーションは，安全に口腔保健に大きな利益をもたらします．というのが科学界の答申です」

科学の研究においては「最終的知見」なるものは存在しません．新しい研究の結果が継続的に明らかにされ，そして広まっていきます．安全飲料水法（SDWA）の下，EPAは「6年毎に必ず」現行の全国一次飲料水基準（NPDWRs）を満たしているか否か，定期的に調査しなければなりません．この調査はSDWAに規定されているEPAの日常業務なのです[172]．

2002年4月，EPAはフッ化物を含む68項目の化学物質水準基準に関する再評価を行いました．EPAは「現時点での修正はなし」という範疇の決定を下しましたが，フッ化物のリスク評価を更新するよう国内科学アカデミー（NAS）に依頼することを言及しました．NASは12年前に一度EPAの意向に応じフッ化物の調査を完了しており，その結果は1993年に米国国立研究評議会（NRC）より「フッ化物摂取の健康への影響」と題して刊行されていま

した．

NASの要請により，NRCの毒性委員会は飲料水中フッ化物小委員会を創設し，1993年以降に発表された毒物学的，疫学的，臨床的データと，飲料水および他のものから経口摂取したフッ化物の摂取状況のデータを調査しました（例えば，食品，歯磨剤，洗口剤）．この調査によって，小委員会が飲料水中のフッ化物濃度についてEPAの4mg/l（ppm）という第一次上限濃度（MCL）と2mg/lという第二次上限濃度（SMCL）の科学的かつ技術的論拠を評価することになるでしょう．小委員会はフッ化物のMCLおよびSMCLの適正についてEPAに助言して，小児はじめ全住民を健康被害から守り，データのギャップを特定して，フッ化物に対する現実的なMCLとSMCLを設定するため，将来の調査の勧告を行うことになるでしょう．小委員会は2002年11月に作業を開始し，目下2006年初期のプロジェクトの完了を計画しています[173]．

汚染物質であるかどうかの定義はNPDWRの責任です．EPAは汚染物質を水中に認められる「あらゆる物質」を健康に有害なものと考えています．EPAは90の微生物，無機化合物，化学物質を汚染物質として指定しています[174～177]．

研究の経過とともに，膨大な科学的データによりフロリデーションがう蝕予防方法として安全でかつ効果的であることが示されてきました[84]．

💧質問7，8，42参照

質問19
大気，水および食品からのフッ化物の摂取総量は，健康に危険となりますか？

答 米国のフロリデーション地域において，大気，水および食品からのフッ化物摂取総量は健康に危険とはなりません．

事実 大気中のフッ化物

大気中のフッ化物濃度は，通常であれば無視できる程度の濃度です．米国の大気中フッ化物レベルに関する研究から，大気中のフッ化物はフッ化物総摂取量には，ほとんど関係しないことが示されています[178～180]．

水中のフッ化物

米国では，地下水の天然フッ化物はごく低濃度から4ppmまで広範に存在しています．米国の公共水道システムは米国環境保護局（EPA）によって監視され，EPAは公共水道が4ppmのフッ化物濃度を超えないように求めています[168]．米国では水道水のフッ化物至適濃度を0.7～1.2ppmの範囲に設定してきました．この濃度範囲が効果的にう蝕を減少させ，また軽度な歯のフッ素症の出現を最小限に抑えることになるでしょう．至適なフッ化物濃度レベルは，地理的に1日の最高気温の年平均によって決定します[36]．

フロリデーション地域の小児は，水道水から1日のフッ化物摂取の一部を，また食品や飲み物の食事からその一部を摂取しています．1mgのフッ化物を摂取するために1ppmのフロリデーション水を1l飲まなければなりません[42, 178]．6歳未満児が飲む飲料水は平均して1日に500ml以下です[178]．それゆえに，6歳未満児は平均して（1ppmで）至適濃度のフロリデーション水から1日に0.5mg以下のフッ化物を摂ることになります．

テキサス州において給水中のフッ化物濃度が，8.0ppmを示すバートレットと0.4ppmを示すキャメロンの長期居住者を対象に，10年間にわたり臓器，骨，組織の検査を含む比較研究が行われました．バートレットの居住者で歯のフッ素症の発現率が高かった以外には，フッ化物がう蝕予防に推奨されるより明らかに高い濃度であっても，長期間フッ化物を摂取した結果（居住者は平均36.7年間も高濃度のフッ化物を含む飲料水を飲用していました），臨床的に生理的あるいは機能的影響はありませんでした[166]．

食品中のフッ化物

至適フッ化物濃度調整都市で商業的に調理（料理あるいは処理）された食品と飲料は，フッ化物濃度の低い地域で製品化された飲食物より高濃度のフッ

安　全　性

化物を含むことになります．これらの飲食物は製造された都市で消費されるだけでなく，フッ化物濃度の低い地域にも配送され消費されるでしょう[26]．この"ハロー（後光）"効果あるいは"拡散"効果により，フッ化物濃度の低い地域の住民にフッ化物摂取の増加をもたらし，う蝕予防作用を増強させます[71,85,86]．このような各種フッ化物源の広範な利用の結果，フロリデーション地域とフッ化物濃度の低い地域のう蝕率の差は数十年前より幾分小さくなりましたが，それでもなおフロリデーションの意義は大きいのです[87]．拡散効果の説明を誤ると，本来生じるはずのフロリデーションによる利益の過小評価になりかねません．特に，フロリデーション水で処理した製品を大量に非フロリデーション地域に配送している場合，そのような過少評価に繋がることがあります[86]．

水と飲料は主なフッ化物摂取源となります．大まかに推定すると1日フッ化物摂取量の約75％は水と飲料に由来します[179]．

至適濃度（1 ppm）のフロリデーション地域に住んでいる小児（体重に基づいて表わされた）の場合で，1日当たりのフッ化物×摂取量の平均は0.05 mg/kg/dayです．一方，至適フッ化物濃度より低い地域における小児の平均フッ化物摂取量は，フロリデーション地域の小児比べて約50％低いと見積られています[123]．フロリデーション地域における成人の飲食によるフッ化物摂取量は平均1.4～3.4 mg/dayで，フッ化物濃度の低い地域の平均は0.3～1.0 mg/dayです[123]．

ある期間内における食品と飲料中のフッ物量を調べてみると，食事からの平均フッ化物摂取量は比較的に一定した状態になっています．フロリデーション水で製造された食べ物を除けば，大半の食品と飲料中のフッ化物量はフロリデーションに関わらず，あらゆる地域で有意差はありません．フロリデーション水が飲食品製造に使われる際には，食品と飲料中のフッ化物量は前段で述べた摂取量を反映したようにさらに高くなります．この差はずっと同じ状態を保ったままです[180,181]．

米国で新鮮な固形食品に含まれるフッ化物は，一般に0.01～1.0 ppmの範囲です[102,179]．フッ化物は石灰化組織との親和性があるので，もし骨をたべるなら，鰯のような魚から高い食事性フッ化物摂取になることはこれまでにも良く知られていました．お茶もまた茶葉の使用量，水のフッ化物濃度および浸積時間によりますが，1 ppmから6 ppmのフッ化物を含んでいるでしょう[182]．無糖インスタントティー粉末のフッ化物量は，高度濃縮のため乾燥粉末として報告されている場合には高濃度で示されます．しかしながら，無糖茶粉末の1杯を8オンス（約240 ml）の水に加えると，このインスタントティーのフッ化物濃度は通常の茶のフッ化物濃度とほとんど変わりません[179]．

2004年に公開されましたが，全国フッ化物データベースは米国の食品と飲料のフッ化物濃度に関する包括的，全国的に再現性のあるデータベースになっています．このフッ化物データベースは疫学研究者と保健研究者がフッ化物摂取を推定したり，またフッ化物摂取とヒトの健康の関連を調査する際に役立つように設計されています．データベースには飲料，生水と利用頻度の低い食品のフッ化物量もあります．

質問 20
う蝕を減らすためには，1日当たりどれくらいのフッ化物が必要ですか？

答　1日当たりのフッ化物摂取量は，年齢や体重によって異なります．他の栄養素と同じように，正しく用いればフッ化物は安全で効果的です．

事実　1997年に，米国医学研究所（IOM）の食物栄養委員会は飲食物の栄養摂取について基準値を発表しました[123]．これらの新しい基準値，食事摂取基準（DRI）は，1941年から国内科学アカデミーが示してきた推奨量（RDA）に代わるものです．新しい基準値は健康のために必要な栄養を示してお

安　全　性

表3　フッ化物の食事摂取基準

(米国医学研究所の食物栄養局　1997年[123])

年齢群	基準体重 kg（lbs）＊	目安量（mg/日）	上限量（mg/日）
乳児　0～6カ月	7（16）	0.01	0.7
乳児　7～12カ月	9（20）	0.5	0.9
幼児　1～3歳	13（29）	0.7	1.3
小児　4～8歳	22（48）	1.0	2.2
小児　9～13歳	40（88）	2.0	10.0
男子　14～18歳	64（142）	3.0	10.0
女子　14～18歳	57（125）	3.0	10.0
男性　19歳以上	76（166）	4.0	10.0
女性　19歳以上	61（133）	3.0	10.0

＊米国第3回国民健康栄養調査（NHANES III）の一部である1988～1994年のデータに基づく値[123]

り，栄養を取り過ぎることによるリスクを減らすために，初めてその最大値を設定しました．フッ化物にはう蝕予防効果があるので，カルシウム，リン，マグネシウム，ビタミンDと同じように，フッ化物についても食事摂取基準が設定されました．

表3に示すように，米国におけるフッ化物摂取には幅広い安全域があります．

第一の食事摂取基準は，目安量（AI）であり，これは副作用がなく，健康を維持していくための摂取目標が設定されています．フッ化物の目安量とは，中等度（moderate）以上の歯のフッ素症を発現することなく，う蝕を減らすために必要な1日の摂取量のことです．色々なもの（フロリデーション水，食物，飲料，歯科用フッ化物製剤，フッ化物サプリメント）から摂取する総量として，フッ化物の目安量は 0.05 mg/kg/day（1日に体重1kgあたり0.05 mg）に設定されています．

0.05mg/kgに設定された目安量を用いて，健康のために1日に摂取されるフッ化物量を性別と年齢別に算出（平均体重として表現）しました．表3を参照して下さい．

食事摂取基準（DRI）には，上限量（UL）といわれる最大レベルの基準値も設定しました．上限量は目安量よりも高くなりますが，摂取の推奨量ではありません．上限量は健康に悪影響を及ぼさない最大摂取量です．種々のフッ化物源（フロリデーション水，食物，飲料，歯科用フッ化物製剤，フッ化物サプリメント）から摂取するフッ化物の上限量は幼児，小児から8歳まで 0.10 mg/kg/day に設定されています．それ以降の小児と成人では，もはや歯のフッ素症が発現する心配はないので，フッ化物の上限量は体重に関わらず 10 mg/day に設定されています．

フッ化物について設定された目安量および上限量を用いて，8歳以下小児において中等度（moderate）の歯のフッ素症リスクを減らすために，1日に消費されるフッ化物量を性別と年齢別に算出（平均体重として表現）しました（表3参照）．

実際の例として，1日に 2 mg のフッ化物の摂取は9～13歳で体重88ポンド（40 kg）の小児にとって適量となります．これは 0.05 mg/kg/day（AI）× 40 kg（体重）= 2 mg という計算によります．同時に88ポンド（40 kg）の小児は，上限レベルとして1日にフッ化物 10 mg の摂取が許容されます．

フロリデーション地域に住む小児は，フロリデーション水や食物，さまざまな飲料などからフッ化物を摂取しています．フロリデーション水では，フッ化物 1 mg を摂取するのに 1 ppm のフロリデーション水 1 l を摂取する必要があります[42,178]．6歳以下の小児の平均飲水量は，1日に 0.5 l 以下です[178]．したがって，6歳以下の小児はフロリデーション水（1 ppm）を飲むことで1日に 0.5 mg 以下のフッ化

安　全　性

物を摂取します．

　もし小児がフッ化物濃度の低い地域に住んでいたら，歯科医師あるいは医師は経口投与によるフッ化物サプリメントを処方することができます．表1の「フッ化物サプリメント推奨投与量スケジュール1994年」（質問12を参照して下さい）に示したように，現行の用量スケジュールで各年齢の目安量より低い量で，フッ化物サプリメントを用いることが勧められます．用量スケジュールは軽度（mild）から中等度（moderate）の歯のフッ素症を発現することなく，安全な領域でう蝕を減らすことができるように処方されます．例えば，3歳児では目安量が0.7 mg/dayです．そこで，フッ化物濃度の低い地域に住む3歳児に推奨されるフッ化物サプリメントの適用量は0.5 mgです．これは食物や飲料，その他から摂取されるフッ化物のための余地を残してあるためです．

　最近の小児は，以前に比べてさまざまなものからフッ化物を摂取していることから，多くの集団でう蝕は減ってきました．その多くは局所的フッ化物利用と考えらますが，小児が不注意にフッ化物を飲み込んでしまうことがあります[183]．口腔の健康における利益を損なうことなく歯のフッ素症のリスクを減らすためには，不適切なフッ化物の摂取には気をつけなければなりません．

　例えば，幼児は歯磨きのたびにフッ化物配合歯磨剤から平均0.30 mgのフッ化物を飲み込むという報告があります[184〜189]．もし乳幼児が1日に2回歯磨きをするなら，0.60 mgが摂取されます．これは表3の目安量を僅かに上回ります．0.60 mgの摂取は，6〜12カ月児にとって目安摂取量を0.10 mg超過し，1〜3歳児の目安量より0.10 mg下回ります[123]．歯磨剤は飲み込むものではないものの，幼児は歯磨剤だけからでも推奨された1日のフッ化物の目安量を摂ることになるかもしれません．歯のフッ素症のリスクを減らすために，米国歯科医師会は1992年から，両親や幼児の養育者に歯磨きの時は幼児用歯ブラシの上にフッ化物配合歯磨剤は豆粒大1個分だけつけるように推奨しています．幼児が歯磨きをするときは歯磨剤を飲み込まないように監視し，吐き出すことを教えなければなりません．2歳未満児にフッ化物配合歯磨剤を使う場合には歯科医師や医師に相談してください．

　💧質問25参照

　質問20の事実では，フッ化物量の摂取とその量について述べてきました．フッ化物を摂取した場合，一部は体内にとどまり，一部は排泄されます．このことについては質問22で述べます．

質問21
出生前のフッ化物サプリメントの摂取は必要ですか？

答　母親が妊娠中，母乳養育中に健康のために日々のフッ化物の摂取量を増やす必要があるという科学的根拠はありません．現在，幼児のう蝕予防のために胎児期におけるフッ化物補充を推奨する十分な科学的証拠はありません[123, 190]．

事実　米国医学研究所（IOM）は"授乳期におけるフッ化物の代謝機構に関するデータはありません．母乳中のフッ化物の濃度は極量（0.007〜0.011ppm）で，飲料水中フッ化物濃度に比べてはるかに低いため，授乳期におけるフッ化物の補充は乳児および母親のフッ化物摂取の必要性に有意な影響を与えないと考えられる．"と発表しています[123]．

　胎児期に，フッ化物補充の効果を評価するために計画された前向き疫学研究があります．これは，無作為サンプリングと二重盲検による方法がとられています．その結果，胎児期のフッ化物摂取による有意なう蝕予防効果は認められないと結論付けられました[190]．また，胎生期には永久歯の石灰化が開始していないため，胎児期のフッ化物の補充は永久歯に影響を与えません[191]．

質問22
摂取されたフッ化物はどうなりますか？

答 ほとんどのフッ化物は排泄されます．体内に取り込まれたフッ化物の多くは，骨や歯といった石灰化硬組織中に存在し，フッ化物は歯質と結合してう蝕を防ぎます．

事実 フロリデーション水を飲んだ時のように，フッ化物を摂取するとその大部分は胃と小腸から吸収され，血流へと運ばれます[192]．そのため血液中のフッ化物レベルは短時間に上昇し，20〜60分以内にピークに達します[193]．通常，ピークレベルから3〜6時間以内に急速にその濃度は減少し，石灰化組織に取り込まれたり，腎臓から排出されます[182]．若年，あるいは中年の成人が1日に吸収したフッ化物のおよそ50％は24時間以内に硬組織に沈着し，残りのほとんどすべてが腎臓から排出されます．体内に存在するフッ化物のおよそ99％は硬組織と結合しています[192]．

摂取したフッ化物や体内に分布しているフッ化物は，歯の形成中に歯質と結合します．歯の形成中に定期的にフッ化物を摂取すると，フッ化物は歯の表面全体に沈着し，長期間う蝕予防に役立ちます[42]．

💧質問2参照

個人の年齢や骨の発育程度によって，体内に残っているフッ化物量は変わります．骨に取り込まれたり，体内に残っているフッ化物の総量は年齢と逆比例の関係です．つまり，フッ化物は老人よりも若年者の骨に多く含まれています[183,192,193]（訳注：ここでは保持率のことを述べており，含有率を意味していません）．

一般に受け入れられている科学的知識によると，フロリデーション水を摂取しても骨に悪影響はありません[194〜198]．進行した骨フッ素症や重度の骨フッ素症は，「20 ppmを上回るフッ化物を含んだ水（自然水のフッ化物濃度）を供給してきた米国の地域でも認められません」[123,199]．これらの地域においては，毎日20 mgのフッ化物を摂取することは珍しくありません[123]．重度の骨フッ素症は，米国においてはここ35年間で5例確認されただけの極めて珍しい疾患で，フロリデーション水とは関係がありません[123]．

💧質問23参照

腎臓は，体内からフッ化物を排泄する主要な役割を果たしています．健康な腎臓ではフッ化物は迅速に排泄されますが，腎臓透析はしていないものの腎臓の機能が極端に低下している人ではフッ化物の排泄が減少するかもしれません[167]．腎機能が低下した人で歯のフッ素症や骨フッ素症の発症例は認められていませんが，フッ化物の排泄が減少したことが全身の健康に与える影響ははっきりわかっておらず，特に腎機能が低下した小児の継続したフォローアップが勧告されています[84]．

💧質問40参照

質問23
生涯を通じて至適のフッ化物濃度に調整された飲料水を摂取すると，骨に悪影響がありますか？

答 いいえ．至適のフッ化物濃度に調整された飲料水の摂取からは骨に悪影響はありません．

事実 フロリデーションが骨に影響を与えるという確かな科学的根拠はないので，公衆衛生政策を変更する必要はありません．飲料水に至適濃度，あるいは至適濃度よりも高いフッ化物を含む地域に住んでいる人達の骨に対する影響について，数多くの調査研究がなされてきました．これらの研究は，フッ化物と骨折との関連性に焦点を当てています．また，フッ化物と癌との関連性についても研究されました．

1991年に，米国関節炎・筋骨格系・皮膚疾患研

安　全　性

究所と米国国立歯科学研究所（NIDR）がワークショップを共同開催しました．飲料水によるフッ化物摂取と，ヒトの骨盤骨折および骨の健康における潜在的な関連について言及されました．NIH での会議で，研究者達は昨今のフッ化物摂取と骨の健康に関する論文について検討し，参加者は現段階で飲料水中のフッ化物濃度のガイドラインについて，現行の公衆衛生政策を変更する根拠はないという結論に達しました．一方で，複数地域での追跡調査について勧告しました[194]．

1993 年には，フロリデーション水が骨盤の骨折リスクの増加に影響を及ぼさないという 2 つの研究が発表されました．1 つは，カナダのアルバータ州の環境の類似した 2 つの地域住民についての骨盤骨折リスクの調査でした[195]．この調査は 1 ppm の至適濃度に調節したフロリデーション都市と，わずかに 0.3 ppm 濃度のフッ化物を含む天然水の都市についての比較を行いました．両方の都市の居住者の骨盤骨折による入院率の間に有意差は認められませんでした．"これらの所見から，フロリデーションは骨盤の骨折に影響を与えない，つまり，有益でも有害でもないことを示しました"[195]．

二つ目の研究は，フロリデーションの開始前後における骨盤の骨折発症率についてのミネソタ州ロチェスターでの調査でした[196]．50 歳以上の男女の骨盤の骨折発生率について（1960 年にフロリデーションされる以前の）1950～1959 年とフロリデーション後の 10 年間について比較しました．ここでは骨盤の骨折発生率が減少したこと，そしてそれはフロリデーション以前からその減少が始まっていたこと，さらにその後も減少が続いていることが示されました．これらのデータは，ミネソタ州ロチェスターにおいて，フロリデーションによって骨盤の骨折リスクが増加することはないことを明らかにしました．

東ドイツにおいて行われた生態学的調査では，ケミンツ（フロリデーション地域）とハルレ（フッ化物濃度の低い地域）に住んでいる成人の骨盤の骨折発生率が比較されました．その結果，フロリデーション水の摂取により，高齢者，特に 84 歳を過ぎた女性では骨盤の骨折発生率は減少していることが判りました[200]．

フロリデーション水の摂取は，骨の健康に悪影響を及ぼしません[194～198,200]．う蝕予防のために適切と考えられるフッ化物の摂取は，骨密度や骨折のリスクに重大な影響を及ぼすことはありません[201～205]．フロリデーション地域とフッ化物濃度の低い地域を比較して，骨盤の骨折リスクについては若干増加した，やや減少した，変化がなかったとまちまちの研究結果が報告されています．最近のこれらの研究に対する系統立った再調査によって，フロリデーションと骨盤骨折との間には明白な関係性はないと結論付けられました[206]．

> "う蝕予防のために適切と考えられるフッ化物の摂取は，骨密度や骨折のリスクに重大な影響を及ぼすことはありません．"

集団レベルでの研究報告は数多くありますが，ヒリヤーとフィップスは共に集団というよりは薬物治療，閉経年齢，アルコール摂取量，喫煙，食事中のカルシウム摂取，身体運動といった個人単位の骨折リスクファクターに注意を向けた研究を行いました．このようなより厳密な研究計画を行い，ヒリヤーとフィップスはフロリデーション水を摂取しても，骨盤の骨折リスクは変わらないかもしくは減少すると報告しました[203,204]．

2004 年に発行された骨健康と骨粗鬆症：公衆衛生長官レポート（A Report of Surgeon General）には，フッ化物は骨に対して元来有益性のある栄養素として記載されています[207]．

最後に，フッ化物と骨癌の関連の潜在的リスクについても調査されました．1990 年代の初め，2 つの研究で実験動物におけるフッ化ナトリウムの発癌性の評価が行われました．一つ目の研究は米国環境衛生科学研究所（NIEHS）の米国毒物学プログラム（NTP）によって行われました[208]．二つ目の研究はプロクター＆ギャンブルカンパニーがスポンサーとなり行われました[209]．両方の調査ともフッ化ナ

トリウムを至適濃度よりも高い濃度（25, 100, 175 ppm）でラットやマウスに投与しました．これらの研究を組み合わせると，性別・種別に8グループの分析ができます．これらのグループのうち7グループでは悪性腫瘍形成の明らかな証拠は認められませんでした．1グループ，つまりNTP調査のオスラットで発癌性の"あいまいな"事実が示されました．それは化学的に関係があると思われる新生物，すなわち骨肉腫（骨の悪性腫瘍）のほんのわずかな増加をNTPが示したものです．米国公衆衛生局のフッ化物に関するアドホック小委員会レポートは2つの研究の結果を総合して，"この時点で入手できる2つの動物実験ではフッ化物と癌の間の関連を立証することはできない"[84,210]と明言しました．

💧質問28参照

質問24
歯のフッ素症とは？

答 歯のフッ素症とは歯の表面の変化であり，エナメル質が形成される幼少期に過量のフッ化物を摂取することが原因です．歯のフッ素症発現のリスクは，幼少期におけるフッ化物製剤の適正利用を厳密に管理することにより減少させることができます．

事実 歯のフッ素症は，幼少期の歯の形成期間にエナメル質形成が阻害されることによって起こります[182]．第三大臼歯（親知らず）を除く永久歯のエナメル質は，生後からおおよそ5歳くらいまでに形成されます．エナメル質が完全に形成された後に，過量のフッ化物を摂取しても歯のフッ素症は発生しません[211]．小児後期の子どもや成人には歯のフッ素症リスクはありません．歯のフッ素症は歯が萌出してからはじめて明らかになります．歯のフッ素症は顎骨内で歯が形成されている間に起こるので，萌出後の歯には発生しません．ここで注意したいのは，エナメル質の表面に生ずるその他多くの発育異常はフッ化物の摂取とは関係ありません．

歯のフッ素症の程度を分類する方法はいくつかあります．それらの中で1942年にディーンが提唱した分類は国際的に最も良く用いられており，その定義は一般大衆にも分かり易く示されています（表4参照）[212]．

ディーンの歯のフッ素症分類を用いる場合，個人の口腔内の歯は，表4に示す通りに数値化されます（注：表4に点数欄追加；正常0，疑問0.5，軽微1.0，軽度2.0，中等度3.0，重度4.0）．個人の歯のフッ素症指数には，最も重い2歯以上のスコアーをあてます．ディーンの指数が，歯のフッ素症の発現率の研究に60年以上にわたり利用されているのは，簡便でかつ多くの先行研究と比較することができるからです[213]．

軽微（very mild）から軽度（mild）の歯のフッ素症は歯の機能になんら問題なく，う蝕抵抗性を獲得します．このタイプの歯のフッ素症は本人にも，一般の人にもすぐにはそれとわからないもので，それを判断するには通常訓練を受けた専門家でなくてはわかりません．それとは対照的に中等度から重度の歯のフッ素症は，歯の色と表面形態異常による審美的に（美容上）好ましくない変化が特徴で，すぐに見分けられます．多くの研究者たちは，中等度から重度の歯のフッ素症は機能的な問題よりむしろ審美的な影響の方が大きいと考えています[123]．米国

表4 H. T. ディーンによる歯のフッ素症の分類 1942年[212]

分類	点数	分類基準：エナメル質様相の定義
正常	0	滑らかで，光沢があり，薄いクリーム状の白色の透明感のある表面
疑問	0.5	少数の白紋または白斑
軽微	1.0	小さな不透明な，紙様白濁部が歯面の25％以下にみられる
軽度	2.0	不透明な白濁が歯面の50％以下を占める
中等度	3.0	全歯面の白濁．咬合面に顕著な咬耗．褐色の着色が認められることがある
重度	4.0	全歯面の白濁．陥凹部の分離と融合．褐色の着色．

安　全　性

環境保護局（EPA）は，好ましくない歯のフッ素症の問題点は，健康の面よりも審美的な面であるとしており，これは公衆衛生局長官にも支持されています[168]．歯のフッ素症のある小児と成人を対象とした，心理上の問題点についての研究はほとんどありません．おそらく歯のフッ素症の大半を占める軽度またはきわめて軽度の症例の人々は，あまりその状況に気づいていないためと思われます[84]．

1986～1987年に米国国立歯科学研究所（NIDR）が行った米国の学童の調査によると，ディーンの分類を用いた歯のフッ素症で22.3％の児童に歯のフッ素症がみられました[84]．これら児童はさまざまなフッ化物供給源（フロリデーション水，食事，飲み物，フッ化物配合歯科製品，フッ化物サプリメント）からフッ化物を摂取していました．

歯のフッ素症のタイプの発現率は，以下の通りです．

Very mild fluorosis（軽微）	17.0%
Mild fluorosis（軽度）	4.0%
Moderate fluorosis（中等度）	1.0%
Severe fluorosis（重度）	0.3%
Total	22.3%

中等度ないし重度の歯のフッ素症は，歯のフッ素症全体のほんのわずかな部分（約6％）を占めています．言い換えると，歯のフッ素症全体の94％は極めて軽度（軽微）または軽度な歯のフッ素症でした．

このNIDRが行った調査は，歯のフッ素症の発現率に関する全国データによるものです．H.T.ディーンにより1930年代に記録されたデータと比較すると，飲料水中のフッ化物濃度の低い地域において，1930年代と比べて1980年代で歯のフッ素症の大幅な増加が認められました．1980年代の10年間に，小児は水や乳児用ミルクや食品，フロリデーションされた水で加工した食品や飲料ならびにフッ化物サプリメントなどの多様な経路で，フッ化物を摂取するようになりました．さらに，フッ化物配合歯磨剤の飲み込みによって，どのフッ化物製品が歯のフッ素症の原因になったか特定することが難しくなっています．1999～2002年に行われた最も新しい国家健康と栄養調査：National Health and Nutrition Examination Survey（NHANES）では，米国を代表するサンプリングによる歯のフッ素症の最新データが集められました．NIDRやNHANESの前回のデータと比較すると，過去15年間における歯のフッ素症の発現率とその症状の程度の傾向が分かり，また乳児用ミルクや歯磨剤，フッ化物サプリメントなどによるフッ化物の全身的摂取に変化があるか，それによる影響があるのかを調べることができます[214]．

同じNIDR調査データを使い，研究者たちはフッ化物サプリメントを使用したことがなく，同一地域に続けて居住する12～14歳児を対象に調べました．研究者たちの分析から，米国の児童の2％には，飲用水が推奨されるフッ化物レベルであったにもかかわらず，審美的問題があることが分かりました．研究者たちは，審美的に重要となる前歯部の歯のフッ素症は，全歯に及ぶ歯のフッ素症よりも発現頻度は低く，程度も軽いことを報告しました．研究者たちは，これらの歯のフッ素症の処置にかかる費用を推定することはできませんでしたが，彼らはこうした費用の推定は実際の費用よりも過大に評価されると注意を促しました．さらに，もし今日推奨されているフロリデーションの政策を変更するとすれば，その前に，フロリデーションによる生涯にわたる利益とフロリデーションに代わる方法の実効性と，これにかかる費用を比較検討する必要があるでしょう[215]．

他の栄養素と同様に，適切に利用されるフッ化物は安全で効果があります．飲料水中のフッ化物の至適濃度は0.7～1.2 ppmが推奨されており，これはう蝕予防の利益が最大となり，同時に軽度（mild）の歯のフッ素症のリスクが最小となるように設定されています[84]．

安　全　性

> "歯の形成時の軽微な歯のフッ素症のリスクは，個々人の歯が将来にわたり低いう蝕レベルに抑えられ，その結果，歯科治療費，患者の不快感と歯の喪失が抑制されるという利益と比較検討される必要があります．"

　フロリデーションの利益とリスクについては，本書の恩恵の章（P.4～参照）で広範囲に検討され，議論されており，また安全性については本章でかなり詳細に議論されています．歯のフッ素症のリスク調査では，フロリデーション水を飲み，他にフッ化物の供給源のない場合，およそ10％の小児に軽微のフッ素症が発生するという科学的根拠が示されています[10]．表4に示したように，軽微の歯のフッ素症の特徴は，小さな不透明な，紙様の白濁部が存在し，その面積が歯面の25％以下になります．歯の形成時の軽微な歯のフッ素症のリスクは，個々人の歯が将来にわたり低いう蝕レベルに抑えられ，その結果，歯科治療費，患者の不快感と歯の喪失が抑制されるという利益と比較検討される必要があります[11,12]．さらに，歯のフッ素症のリスクは，う蝕のリスクと二者択一的で，う蝕は歯のフッ素症よりも重要な審美的問題を引き起こします[216]．

　1994年には5つの最新の研究レヴューにより，フロリデーションによる歯のフッ素症は約13％と報告されました．この数字は，歯のフッ素症がフロリデーションを中断してもなくならないことを示しています．つまり，歯のフッ素症のほとんどは，フッ化物製品の不適切な摂取などの原因と関係しているといえます．

　💧質問25参照

　最近の歯のフッ素症患者の程度は，軽微か軽度がほとんどです．しかし，米国のフロリデーション実施地域および非実施地域における歯のフッ素症の発現率は，約60年前に行われた疫学研究よりも高くなっています[84]．この間，食品や飲料からのフッ化物摂取には変動がないので，歯のフッ素症の増加は歯科用フッ化物製品の不適切な使用が最大の原因なのです[180,181]．歯のフッ素症のリスクは，フッ化物製品のラベルの注意書きにより大幅に減少することができます[123,167]．

　💧質問25参照

質問 25
米国における歯のフッ素症の発現を減少させるための取り組みはどんな事が行われていますか？

答　米国での大多数の歯のフッ素症は，フロリデーションの幼児に対するう蝕予防の利益を損なうことなく，フッ化物の局所応用製品（例えば歯磨剤のような）からの摂取を制限すること，およびフッ化物サプリメントを適切に利用することで予防されるでしょう．

事実　幼少期におけるエナメル質形成の期間中（歯の萌出前），高濃度フッ化物の不適切な摂取が長期にわたり継続すると，歯のフッ素症のリスク要因となります[85,217]．食品，飲料を含む食事からのフッ化物摂取に関する研究によれば，このフッ化物供給源からのフッ化物はこの半世紀わたって比較的変わっていないので，近年の歯のフッ素症の増加との関連性はないようです[180～182]．

　💧質問19参照

　数十年前と比較して，今日の小児はさまざまなフッ化物摂取の機会が増えてきているので，う蝕は減少してきています．これらのフッ化物摂取源の多くは，局所利用だけを意図したものです．しかしながら，幼児は，不注意でフッ化物を飲み込んでいます[183]．局所利用によるフッ化物の飲み込み量を最小限に抑えると，う蝕予防の利益を損なうことなく，歯のフッ素症に対するリスクも減らすことができます．

　1992年以降，ADAはADA承認マークが付与されているフッ化物配合歯磨剤のラベルに"**6歳未満児にはエンドウ豆粒大の歯磨剤量を使用しなさ**

安 全 性

い"という注釈を入れるように歯磨剤製造会社に要請しました．歯磨剤のラベルに6歳と表記した理論的根拠は，就学前の幼児は嚥下反射が未発達で歯磨きの際に不注意に過剰の歯磨剤を飲み込む恐れのあるという事実に基づいています．さらに，永久歯のエナメル質形成は基本的には6歳でほぼ完成することから，歯のフッ素症のリスクは減少します．歯のフッ素症は顎骨内での歯の形成期に生じるので，萌出歯には歯のフッ素症のリスクはありません．

　💧質問24参照

　多数の研究により，幼児がエンドウ豆粒大を超える量のフッ化物配合歯磨剤を使って歯磨きをすることと，軽微ないし軽度の歯のフッ素症の発現との間に直接的な関連があることが，フロリデーション地域とフッ化物濃度の低い地域の双方で確立しています[189, 218, 219]．フッ化物濃度の低い地域での歯のフッ素症の34%は，2歳までに1日に2回以上の歯磨きをしたことで説明されると述べています．至適フッ化物濃度の地域における歯のフッ素症の68%は，1歳の時にエンドウ豆粒大より大きな量の歯磨剤を使ったことで説明されます[220]．**両親と養育者は，歯磨き毎に幼児の歯ブラシにエンドウ豆粒大の量のフッ化物配合歯磨剤をつけてやるべきです．歯磨きをする際には幼児の側について，しかも歯磨剤を飲み込まないように口のすすぎ方を教えることが必要です．もし，2歳以前にフッ化物配合歯磨剤を使いたいならば，歯科医や医師に相談しましょう．**

　さらに，フッ化物濃度の低い地域での歯のフッ素症の65%は，1994年以前のプロトコールによるフッ化物サプリメントの利用に基づくことが示されています．フロリデーション地域での歯のフッ素症の13%は，不適切なフッ化物サプリメントを使用した既往歴によって明らかにされました[220]．フッ化物サプリメントは，1994年にADA，米国小児科学会と米国小児歯科学会が承認した投与スケジュールの推奨量が処方されるべきです．

　💧表1参照[30, 125]

　フッ化物サプリメントは，フッ化物濃度の低い地域に住んでいる小児にのみ処方すべきフッ化物です．食事に由来する多様なフッ化物摂取源のため，フッ化物サプリメントの適切な処方は複雑になっています．小児にフッ化物サプリメントを処方する際に，すべてのフッ化物摂取源についてその応用履歴が徹底的に評価されるべきであると提案されています[122]．もし家庭用水道水中のフッ化物濃度が不明なら，フッ化物濃度の検査も行うべきです．

　💧質問42参照

　両親，養育者と保健専門家は6歳未満児によるすべてのフッ化物製剤の使用を賢明にモニターすべきです．どんな治療用製品の場合でも，多量を利用することが必ずしもより良いとは限りません．フッ化物の処方箋と店頭販売される製剤（例えばフッ化物配合歯磨剤やフッ化物洗口剤）にラベルを貼付けて注意を喚起すべきです．ADAはフッ化物洗口剤を推奨していますが，6歳未満児では洗口液を飲み込む恐れがあるために，この年齢には推奨していません（注釈参照）．これらの製剤は，幼児の手の届かないところに置くべきです．

　最後に，天然由来のフッ化物濃度が2 ppmを超える地下水の地域では，消費者は幼児の歯のフッ素症リスクを一層下げるように考えるべきです（歯のフッ素症は，歯の形成期に長期にわたり高濃度フッ化物を摂取すると発現するので，成人の既に萌出した歯はフッ化物の影響を受けません）．公共水道を利用する家庭では，フッ化物レベルについて水道供給事業者と連絡をとるべきです．私有の井戸を利用する家庭では，正確なフッ化物濃度を知るために年に一度，水源のフッ化物濃度の測定を行うべきです．消費者は，水質試験や適切な歯科保健ケアの方法について歯科医師と話し合うべきです．幼児が2 ppmを超えるフッ化物濃度の水道水を利用している家庭では，飲用と料理用にボトル水のような代替水を使うべきです．さらに，ADAが，至適フッ化物濃度に達していない地域に住んでいる小児のためだけに，フッ化物サプリメントを推奨していることを記憶しておくこともまた重要です．

　💧質問4, 12, 42参照

　注釈：日本では，現在，フロリデーションの実施地域

はなく，フッ化物補充剤も入手できない．フッ化物の局所応用に限られている．したがって，米国とは社会背景が全く異なるので，質問25の答えを日本に当てはめることは歯科保健上，適切ではない．

わが国の就学前幼児におけるフッ化物洗口の実施について，日本口腔衛生学会フッ素応用研究委員会は「適切な管理下で安全に行われており，有益性が高いので推奨される」との見解を表明している[*1]．実際の調査で，国際誌に掲載された1報告[*2]に対して，同誌の編集者は「（前略）どの就学前幼児童も洗口液の全量を飲み込むことはなく，残留するフッ化物量は安全で推奨される範囲内にあった．」との要約を掲載し，わが国の実情について理解を示した．

文献
 *1) 日本口腔衛生学会フッ素応用研究委員会：就学前からのフッ化物洗口法に関する見解，口腔衛生会誌，46：116〜118，1996．
 *2) Sakuma S, et al.：Fluoride mouth rinsing proficiency of Japanese pre-school aged children, Int Dent J, 54:126〜130, 2004.

質問 26
なぜフッ化物配合歯磨剤のチューブに警告表示があるのですか？

答 米国歯科医師会（ADA）は1991年にフッ化物配合歯磨剤へのラベル表示を製造者に求めました．それは，フッ化物配合歯磨剤を適正に使用して歯のフッ素症のリスクを減らすためです．

事実 1991年，米国歯科医師会（ADA）は歯磨剤製造者にADA承認の歯磨剤に対して，以下の注意書きを盛り込むよう要請し始めました．

"歯磨剤を飲み込まないで下さい．また，6歳未満児にはエンドウ豆粒大の量を使って下さい．また，飲み込み防止のため，6歳未満児の歯磨剤使用の際には手伝ってあげて下さい．"

"幼児の安全を確保するために，米国歯科医師会（ADA）はADA承認の歯磨剤のフッ化物使用量に目安を設けています．"

ADAの警告表示は，軽度な歯のフッ素症リスクを減らすために採用されました．軽度な歯のフッ素症は，当事者（家族）や他の人が一目見て分かるものではなく，歯のフッ素症の判別訓練を受けた専門家にやっと分かるものです．歯のフッ素症は，日々最適フッ化物量を上回るフッ化物量を（飲料水として）飲み続けたときにのみ発現します．

さらに，ADAは小児の安全性を確保するために，ADA承認の歯磨剤のフッ化物使用量に目安を設けています．

1997年以降，米国食品医薬品局（FDA）は，米国内で販売されるすべてのフッ化物配合歯磨剤のラベルに以下の注意書きを貼るように要請しました．

"過量の歯磨剤を誤って飲み込んでしまった場合には，専門家の処置を受けるか直ちに毒物コントロールセンターに連絡しましょう．"

FDAの新表示は，毒物コントロール警告を除いて，ADAの表示と同じです．

ADA科学関連協議会は，毒物コントロールセンターへの連絡という表示はいたずらに保護者や子どもに心配を与えかねないし，この表示はフッ化物配合歯磨剤の潜在的危険性に照らすとあまりにも大袈裟すぎると考えています．そして，ADAは幼児が深刻な問題を，もたらすほどのフッ化物量について歯磨剤一本分から飲み込まないこと，またフッ化物配合歯磨剤への行き過ぎた安全表示はあきらかに不必要な規制にあたると述べています[22]．

質問 27
水道水フロリデーション中のフッ化物は毒物でしょうか？

答 一般的に受け入れられている科学的知見によれば，フロリデーションされている水道水中のフッ化物は毒物ではありません．

事実 生命や健康にとって欠かすことのできない多くの一般的な物質，例えば塩，鉄，ビタミンA，ビタミンD，塩素，酸素，そして水そのものでさえもそうであるように，フッ化物も過剰量では毒にな

安全性

ります．フロリデーションに用いられるごく低濃度のフッ化物（0.7～1.2 ppm）は有害でも毒でもありません．

フロリデーション水を飲むことによって，フッ化物急性中毒が起こることはありません[182]．成人（約70 kgの男性）のフッ化物の致死量は，一度に飲み込んだ場合，フッ化ナトリウム5～10 gと推定されています[222]．この量は，フロリデーション水を1回に8オンス（約227 mℓ）飲むとした場合に，10,000～20,000回分に相当する飲料水から得られるフッ化物を超える量です．

フッ化物の慢性中毒は，フロリデーション水のフッ化物濃度とはかけ離れた，極めて高濃度のフッ化物（8 ppm以上）を含む水を10年またはそれ以上飲用した場合に発生します．過剰フッ化物を長期間飲用して最初に現れるフッ化物の悪影響は，骨フッ素症です．骨フッ素症の発症とその重症度は，フッ化物に暴露されるフッ化物レベルと期間に直接的に関係します．例えば，だいたい5 ppmのフッ化物含有天然水を10年またはそれ以上飲み続けると，当該地域住民（X線写真で骨密度の変化を認める軽度な骨フッ素症である）に骨硬化症の臨床的な徴候が現れます．天然水が5 ppmのフッ化物地域では，毎日のフッ化物摂取量が10 mgになることは稀ではないでしょう[123]．4～8 ppmのフッ化物の天然水を飲料しているテキサス州とオクラホマ州の住民，170,000人を対象にX線検査を行ったところ，骨硬化症はわずか23例にみられ，運動障害性の骨フッ素症は全く認められませんでした[223]．重度の骨フッ素症や運動障害性骨フッ素症は（天然水のフッ化物濃度）20 ppmを越えるような米国内の地域においてもみられません[123, 199]．このような地域では，飲料水からの1日のフッ化物摂取量が20 mgを越えることは稀ではありません[123]．米国において，運動障害性フッ素症は極めて稀であり，フロリデーション水で発生することはありません．運動障害性フッ素症は最近35年間でわずか5例しか確認されていません[123]．

💧質問20参照

米国毒物中毒登録庁（ATSDR）は，全国優先順位リスト（大型基金サイト）（CERCLA）の施設に一般的によく見られるさまざまな有害物質の毒性プロフィールを用意しています．フッ化物，フッ化水素とフッ素の毒性プロフィールは2003年に改訂されました．現存するデータから，一部住民は高濃度フッ化物の毒性作用の影響を受けやすいかもしれないと指摘されるであろうとATSDRは述べています．しかしながら，フロリデーションのような至適濃度飲料水の摂取が，このような潜在的に影響を受けやすい住民に副作用をもたらしたことを示唆するデータは1つもありません[224]．

> "長期間にわたって，低濃度のフッ化物を摂取し続けた場合の健康に及ぼす副作用の危険性は，かなり広範に研究されています．他の栄養素のように，フッ化物は適切に使用され摂取されていれば安全で効果的です．"

長期間にわたって，低濃度のフッ化物を摂取し続けた場合の健康への副作用の危険性についてもかなり広範に研究されています．他の栄養素のように，フッ化物は適切に使用され，摂取されていれば安全で効果的です．広く受け入れられている科学的知識に基づき，フロリデーションの利益と安全性は実証済みです．60年間の研究と実践によって得られたフロリデーションの安全性と効果は，どのような科学的根拠にも優るものです．一時期，高濃度のフッ化物が殺虫剤や殺鼠剤に用いられていました[36]．現在では，さらに効果的な薬剤が開発されたためフッ化物が農薬等に用いられるのは稀です[183]．確かに大量のフッ化物は毒になりますが，そのような極めて高濃度フッ化物と，フロリデーション水中のフッ化物とは異なることを認識する必要があります．

大量のフッ化物と極めて微量のフッ化物に同じ効果があることは全く認められていません．広範に使用されているいかなる物質でも，少量では非常に有効ではあっても大量では有害になります．塩や塩素，また水ですら大量に摂取すれば有害となります．

質問 28
フロリデーションは癌の原因となったり，その増殖を促進しますか？

答 一般的に広く受け入れられている科学的事実によると，ヒトの癌発生率と飲料水の至適濃度のフッ化物との関連性はありません[225]．

事実 1945年にフロリデーションが開始されてから，異なった集団や期間を対象に50以上の疫学調査が行われてきましたが，フロリデーションと癌発生のリスクとの関連は認められませんでした[84]．米国[226～231]，日本[232]，英国[233～235]，カナダ[236]やオーストラリア[237]で研究がなされています．独立したいくつかの組織が科学論文を広範囲にレヴューしており，フロリデーションと癌の間には全く関係がないと結論されました[84,163,165,176,206,238]．

さらに米国環境保護局（EPA）は，1997年12月5日の官報で適切なフッ化物の摂取は安全であると述べています[239]．フッ化物についての最終報告でEPAは，"50以上の疫学調査により得られた重要な証拠から，フッ化物とヒトの癌発生のリスクとの間に関連があるという仮説は支持できない．EPAは国内科学アカデミー（NAS）の出した結論に賛同する．"と述べています．

フロリデーションと癌の関連性はないとの多くの科学的証拠があるにもかかわらず，フッ化物と癌増加に関連があるという主張がありました．この主張は主として，米国国内の10のフロリデーション地区とフロリデーション未実施地区との間で癌の死亡率を比較した調査に基づいているのですが，この研究は多くの専門機関や研究者によって論破されました[240]．米国国立癌研究所（NCI）はこのデータを分析し，原文の調査者らは年齢，性別といった癌発生率に関与する因子についての補正を行っていないと述べています．さらに別の研究者たちもその欠点を指摘しています．フロリデーション都市は，フロリデーション未実施都市よりも工業化が進んでいます．高度に工業化が進んでいる地域では一般的に癌の発病率が高くなっています．フロリデーションされている都市の癌発生率はこの20年で高くなっていますが，その増加率は非フロリデーション地区と全く同じです（15％）．これらの報告により，癌の発生はフロリデーションおよびその期間とは全く関係がないという結論が導き出されています[84]．

1990年のはじめに，実験動物で適量以上のフッ化ナトリウムを投与し癌発生について検討した2つの実験が行われました．一つ目の実験は米国環境衛生科学研究所の米国毒物学プログラム（NTP）によって実施されました[208]．二つ目はプロクター＆ギャンブル社のサポートで行われました[209]．いずれの実験も過量のフッ化ナトリウム（25, 100, 175ppm）をラットとネズミに投与しています．2つの実験をあわせると，性や種の違いで8つのグループに分けて検討されました．これらのグループのうち7グループでは，悪性腫瘍形成の有意な証拠は認められませんでした．1グループのNTP研究のオスラットで発癌性の"あいまいな"証拠が示されました．それは化学的に関係があると思われる新生物，すなわち骨肉腫（骨の悪性腫瘍）のほんのわずかな（境界域の）増加をNTPが明らかにしたものです．米国公衆衛生局（USPHS）のフッ化物に関するアドホック小委員会レポートは2つの研究の結果を総合して，「この時点で入手できる2つの動物実験では，フッ化物と癌の間の関連を立証することはできない」[84,210]と明言しました．

これ以降，フッ化物が骨癌のリスクファクターであるという仮説を吟味する数々の調査がなされてきました．そしてこれらの調査で飲料水中の至適なフッ化物濃度と，骨の癌の関係性を示すものは1つも報告されていません[241～244]．

💧質問23参照

1990年には，NCIの研究員達は36年間の米国におけるフロリデーションと癌の死亡率，および15年間隔でのフロリデーションと癌発生率について評価しました．フロリデーション水を用いている地域

安全性

での230万人の癌死亡者と125,000の癌の症例を調べた結果，研究者たちは癌発生のリスクと，フロリデーション水の飲用には関連性がないとの結論を発表しました[84]．

2001年，日本の調査者たちは1987，1992，1997年にWHOの国際癌調査機関が発表した癌のデータを分析し，フロリデーションはさまざまなタイプの癌のリスクを増加させるかもしれないと結論付けました[245]．しかしながら，この分析に用いられた方法は，フロリデーション地区とフロリデーション未実施地区の癌のリスクとして妥当なファクターの数に大きくかつ明らかな違いが認められることから本来欠陥のあるものでした．例えば，フロリデーション地区とフロリデーション未実施地区での都市化，社会経済的状況，地理的な状況，職業，産業，食生活，医療環境，喫煙状況の違いをこの分析では補正していません．このように，これらのさまざまな違いがある地区を比較して癌のリスクを説明する際には，補正のないものはすべて科学的に不適切となります．

> "米国癌学会は'癌発生とフロリデーションとの関連を示す科学的根拠はない'と述べています．"

米国癌学会が発行した"フッ化物とフロリデーション"の中で「癌発生とフロリデーションとの関連を示す科学的根拠はない」と述べられています[225]．

質問29
フロリデーションによるフッ化物摂取は，ヒトにおける酵素活性を阻害しますか？

答 一般的に受け入れられる科学的知識によると，至適濃度で供給されるフロリデーションはヒトの酵素活性を阻害しません．

事実 酵素は有機化合物であり，体内の化学的変化を促進します．一般的に認められている科学的知見において，ヒトがフロリデーション水を飲むことによる酵素活性への影響は認められていません．実際，フロリデーション水の飲用で有害な結果に繋がるような酵素活性への影響を示すデータは確認されていません[246]．WHOレポートの「フッ化物とヒトの健康」では，「1 ppmレベルのフロリデーション水を摂取することで食品の中間代謝やビタミン活用，あるいはホルモンや酵素活性に影響を与えるという証拠はない」と述べています[247]．

ヒト酵素活性を有意に抑制するために，実験室で用いられているフッ化物濃度はヒトの体液や組織に存在するフッ化物濃度の数百倍も高いのです[222]．フッ化物は，生体外の人工的環境で酵素に影響するかもしれませんが，生体内で酵素活性を変化させるようなフッ化物量が存在することはありえないでしょう．フッ化物は腎臓によって急速に排泄されるとともに，フッ化物が硬組織に取り込まれるという2つの主な生理機構によって，体液中のフッ化物イオンは低いレベルに維持されます．

質問30
フロリデーション水を飲むことで甲状腺とその機能に影響を及ぼしますか？

答 フロリデーション水の摂取が甲状腺とその機能に影響を及ぼす科学的根拠はありません．

事実 飲料水中フッ化物が甲状腺の機能，形状，サイズに影響を及ぼすかどうかを調べようとして，研究者たちは天然フッ化物濃度3.48 ppmの水を飲用する住民グループと，0.09 ppmという極端に低いフッ化物濃度の水を飲む住民グループを比較研究しました．対象両地区住民は各々の地区に十年以上暮らす居住者です．その結果，研究者たちは齲蝕予防のための至適濃度以上のフッ化物を含む水を長期に飲んでも甲状腺の形態と，機能に影響はなかったと結論付けました．この成績は初期の動物研究の結

果とも一致しました[248].

さらに，フロリデーションと甲状腺癌との間の関連性を調べた2つの研究があります．両研究とも，フロリデーション水の飲用と甲状腺癌との間に関連性は認められませんでした[226, 249]．フロリデーション反対者たちはフッ化物と甲状腺機能低下を関連づけるねらいで，1950年代に行われた少数の対象者の研究を引用します．それは甲状腺機能亢進症（甲状腺の活性過度）のある15名の患者さんに，甲状腺の機能を抑えようと比較的大量のフッ化ナトリウムを経口投与あるいは静注しました．研究者たちは甲状腺機能亢進症患者が，過度のフッ化物を摂取した際に甲状腺機能が低下することを発見しました[250]．しかしながら，この研究から，飲料水中の低濃度フッ化物が甲状腺機能低下（甲状腺の活性低下）を引き起こすという主張を支持することにはなりません[250].

質問31
フロリデーションは松果体に障害を与えて早熟の原因になりますか？

答 一般に認められている科学的知見において，フロリデーションが早熟の原因であることを示す根拠はありません．

事実 松果体は脳にある内分泌腺で，メラトニンを産生しています[251]．内分泌腺は，その産生物を血流中や体の組織に分泌し，さまざまな体の作用の調節を助けています．メラトニンというホルモンは，睡眠や加齢，再生に関係しています．

ある一人の研究者が，松果体へのフッ化物の蓄積に関する調査を論文審査のある科学雑誌に発表しました．調査の目的は，高齢者における松果体へのフッ化物の蓄積の可否を確かめることでした．ところがこの研究においては，平均死亡年齢82歳のたった11体の死体を用いた不十分な条件のもとで行われ，松果体に堆積したフッ化物は有意に松果体中のカルシウム量との関連性を示しました．正常な加齢の過程として，高齢者の松果体に高濃度のカルシウムが観察されることは予測できます．質問22で述べられているように，体内に存在するフッ化物の約99％が硬組織あるいは石灰化組織に含まれています[192]．この調査では，松果体におけるフッ化物濃度は長期的なフッ化物摂取の指標ではないと結論付けました[252].

上記の同一の研究者が未発表の調査報告を用いて，小児の松果体にフッ化物が堆積すると早熟を招くという仮説を立ててインターネットに掲載しました．しかし，その研究者は小児の松果体にフッ化物が堆積するという根拠はないと述べています．加えて，ニューヨーク州のニューバーグ（フロリデーション実施地区）とキングストン（非フロリデーション地区）で行われた調査において，女子の月経開始時期は両地区に住む女児の間に統計学的有意差が認められませんでした[253].

質問32
至適濃度に調整された飲料水中のフッ化物が免疫機能に変化をもたらしたり，あるいはアレルギー反応（過敏症）を引き起こしたりすることがありますか？

答 フロリデーションによって，特異な免疫反応による有害反応が生じたことを示す科学的根拠はなく，またこれまでに確証できるアレルギー反応の報告はありません[254].

事実 フロリデーションとHIV（ヒト免疫不全ウイルス）や，（HIVが引き起こす）AIDS（後天性免疫不全症候群）のような免疫機能不全疾患との関連を指摘する科学的証拠は1つもありません[255].

フッ化物に対するアレルギー，あるいはヒトと動物実験の皮内陽性反応を確証するケースは1つもありません[254]．国内科学アカデミー（NAS）は，フッ化物のアレルギー反応の疑われる臨床例を評価して

安　全　性

以下のように報告しました．"アレルギー反応があったとの主張をそのまま認めることができない．その理由として，アレルギー反応だと主張されている報告例にくらべ，より高濃度のフッ化物を含む飲料水を用い，より多数の人々を対象とした調査における，類似の報告例がないからである[39]．" WHOもまた当該症例を"特定の関連性のみられないもの"と判断し，フロリデーションに対するアレルギー反応の証拠はないとしました[256,257]．

　1996年に発表された総説論文において，フッ化物と白血球機能に関する検討が行われています．この中で，多数の論文が再評価され，フロリデーションで特異な免疫反応による有害作用が生ずることの証拠はなく，アレルギー反応を確証する報告は何一つないと結論付けられています[254]．

質問33
フロリデーション地域で給水されているフッ化物には，遺伝学的な危険性がありますか？

答　一般的に受け入れられている科学的知見に基づいて，国内科学アカデミー（NAS）の米国国立研究評議会（NRC）は，フロリデーション水を飲用しても遺伝学的な危険性がないという結論を支持しています[167]．

事実　染色体はDNAを含む細胞の主体をなし，特徴ある個体形質の決定とそれを子孫に伝える役割を司ります．遺伝子は機能的な遺伝単位であり，染色体上の決められた位置に存在します．これまでフッ化物による染色体の損傷に関する多くの研究がなされてきました．しかし，ヒトにおけるフッ化物の遺伝毒性（DNA損傷）についての研究報告はなく，ほとんどの研究はマウスで行われています[167]．骨髄や精子細胞を対象とする研究では，フッ化物濃度がフロリデーション水の100倍の濃度であっても，フッ化物は染色体を損傷しないことが実証され

ています[258〜264]．他の研究グループでは，特に遺伝的突然変異を起こしやすいヒト白血球の染色体にも，フッ化物が影響を与えることはないと報告しています．フッ化物は染色体に損傷を与えないだけでなく，既知の変異原性物質（DNAに変異を引き起こす物質）から染色体を守っているという研究結果もあります[265,266]．フッ化物の遺伝毒性も，ハムスターの骨髄細胞や培養卵巣細胞で研究されていますが，ここでもまたフッ化物が染色体に損傷を与えず，それゆえ遺伝学的に危険ではありません[267]．さらに，広範囲のフッ化物レベルにわたって最も広く使用されている細菌変異誘発試験（Ames test）でテストの結果，フッ化物は変異原性のないことが認められました[267〜270]．

　NASのNRCは，フロリデーションの一般的に遺伝学的な危険性は認められないという結論を支持しています．その研究を要約したNRCの声明を引用すると，試験管（生体外）実験データにより以下の結果が得られています[167]．

1) フッ化物の遺伝毒性は，ヒトが利用しているフッ化物濃度よりも異常に高い濃度に限られている．
2) 高いフッ化物濃度の場合でさえ，遺伝毒性が常にみられるというわけではない．
3) 遺伝毒性への影響について行った研究報告を総合評価すると，遺伝毒性が全くないか，無視できる程度のもの，との分類に当てはまる．

　哺乳動物の細胞で染色体異常を引き起こすと報告されているフッ化物の最少量は，フロリデーションされている地域のヒトの細胞のフッ化物濃度の約170倍であり，これはフロリデーションが極めて安全であることの証左です[167]．

質問34
フロリデーションのフッ化物濃度は，ヒトの出産や出生率に影響しますか？

答　フロリデーションはヒトの出産や出生率に

ついて有害であるという，説得力のある科学的な根拠はありません．

事実　非常に多量のフッ化物摂取は，多くの動物の出産に有害な影響を引き起こすとされています．これらの研究結果に基づくと，動物の出産に有害な影響を引き起こすとされたフッ化物濃度は，ヒトが摂取するフッ化物濃度よりもはるかに高い（100～200 ppm）ものです．その結果によって，フロリデーションで用いられるフッ化物濃度（0.7～1.2 ppm）の摂取がヒトの出産に有害な結果をもたらす，と結論することは科学的な考え方ではありません[167]．

ヒトを対象とした1つの研究では，地域単位の出生率データを3 ppm以上のフッ化物濃度地域と比較しました．これは，飲料水中の高濃度フッ化物と低出生率との間に関連性があるかどうかを明らかにするために行われました[271]．しかしながら，研究計画と分析に重大な欠陥があったために，この調査では正の相関性を示すことができませんでした[272]．

一方，死産や先天性異常（顔面裂や神経管欠損症）の関連性のリスクを調べた研究から，フロリデーションがこれらの異常の発生に影響するという証拠は何も見い出されていません[273]．

NASのNRCは，最適なフッ化物濃度調整水の飲用では，遺伝への危険要素とはならないという結論を支持しています[167]．

💧質問33参照

質問 35
フロリデーション水を飲むことは，ダウン症児の出生率を増加させますか？

答　フロリデーション水の摂取とダウン症との間の関連性を示す科学的見解はありません．

事実　この問題は，もともと二人の精神科医により1956年と1963年に発表された2つの研究によってもたらされたものです．1956年に中西部の数州から収集されたデータがフランスの雑誌に2つの論文として発表され，その中で飲料水中のフッ化物とダウン症との関係があるかのように見せかけた論文でした[274, 275]．

米国国立歯科学研究所（NIDR）の経験豊かな疫学研究者，歯学研究者，国立精神衛生研究所の研究員たちは，これら2つの研究の統計処理と研究計画に重大な欠陥を発見しました．

中でも重大な誤りは，多くの母親が妊娠中に生活していた地区がフッ化物濃度の低い農村地帯であり，出産した地域がフロリデーション地域だったということから間違った結論を導いたのです[222]．さらに，フロリデーション地域とフッ化物濃度の低い地域のダウン症の症例数が，米国や世界の多くの地域でみられる割合よりもはるかに少なかったことから，その所見の正当性に疑いの目が向けられました．

次に，1956年の研究結果の誤りを明らかにする多くの研究の要約を以下に紹介します．

イギリスのある内科医が，公共施設や学校保健職員による記録から人口動態統計を再調査し，保健婦やダウン症児たちの介護担当者の幾人かに話を聞きました．その結果，ダウン症候群と母親が摂取した水のフッ化物濃度との間にはなんら関連がないことが示されました[276]．

これらの知見は，マサチューセッツで出生した約2,500例のダウン症児についての詳細な研究によって確証されました．1,000の出生につき1.5の疾患の発生率は，フロリデーション地域とフッ化物濃度の低い地域のいずれにもみられ，フロリデーションがダウン症候群のリスクを増加させないという強力な証拠となりました[277]．

別の約140万人の出生を扱った大規模な人口統計研究では，フロリデーションとダウン症を含む先天的な奇形との関連性は認められませんでした[278]．

1980年に，イギリスのバーミンガムでの25年間の先天奇形の発症率についての再調査が行われました．バーミンガムでは1964年にフロリデーションが始まりましたが，ダウン症の発症率にはその後も変化がみられません[279]．

安　全　性

ダウン症の出生に関する包括的研究が，米国の44の都市で2年間行われました．ダウン症児の発症率は，フロリデーション地域とフッ化物濃度の低い地域の両方で同じ結果でした[280]．

質問36
フロリデーション水の飲用は神経系に影響を及ぼしますか？

答　フロリデーション水と中枢神経系の異常，注意力散漫，あるいは知能への影響との間に因果関係があるという，一般的に容認されうる科学的根拠はありません．

事実　フッ化物を摂取すると，神経毒（神経組織に有害あるいは損傷）の危険性や知能低下を起こすという主張がなされていました．このような主張は，フロリデーション水の125倍の濃度のフッ化物をラットに与えた1995年の研究に一部依拠しています[281]．その研究によると，非常に高濃度のフッ化物（飲料水中に75〜125 ppm）を摂取したラットが認知欠陥に関連した特有の行動を示したと説明しています．さらにこの研究では，胎生期のフッ化物摂取によって雄の胎仔に異常な活動性を引き起こさせようとして妊娠期間中，1日に2〜3回，フッ化物を胎仔に注入しました．

しかし，1995年の研究[282]を再評価した2人の科学者は，その観察結果は神経毒とは関係ないメカニズムで簡単に説明できると示唆しました．彼らは，意味のない結論を導くような実験計画の不適切さを指摘しました．たとえば，その実験結果が試験の有効性と実験計画に不可欠な対照群のない実験で確かめられました．彼らは概要の中で，「ミュレニックスらの研究に採用された方法からは，どう考えてもフッ化ナトリウムが神経毒となりうることを示す解釈ができない」と述べました．別の評論者は「ミュレニックスらが報告した異常に高い脳のフッ化物濃度は，分析の誤りの結果であると思われる」と報告しています[182]．

"7年間にわたる研究で，フロリデーション地域に生まれ，6歳まで生活している小児の健康や行動を比較しました．その結果，フロリデーション水の飲用は小児の健康や行動に悪影響を示す証拠はなかったことを示唆しました．"

7年間にわたる研究でフロリデーション地域に生まれ，6歳まで生活している小児の健康や行動と，非フロリデーション地区の同年齢児の健康や行動を比較しました．医学的記録は，研究期間中に毎年1回調査されました．6歳と7歳の時に，母親と教師両方の評価によって小児の行動を調査しました．その結果，フロリデーション水の飲用は小児の健康や行動に悪影響を示す証拠は何一つなかったことを示唆しています．これらの結果から，家庭の社会的背景を一定にした場合でさえも両群間に差は認められませんでした[282]．

この質問で議論したミュレニックスらの研究は，他の研究者たちによって追試されましたが，再現されることはありませんでした．

💧はじめにと図1参照

質問37
フロリデーション水を飲用すると血中の鉛濃度の上昇，もしくは小児に鉛中毒を引き起こしますか？

答　一般に受け入れられている科学的根拠からすると，フロリデーションと血中鉛濃度との間に関連性は認められません．

事実　フロリデーションで使用されるケイフッ化物が水道水を酸性に傾かせ，配管システムから鉛を溶出させる原因になり，そのために小児の鉛摂取が増加しているとある研究者グループが主張しています．彼らが立てた推論は以下の通りです．ケイフッ化物を使用している地域のかなり多数の小児は，非

工腎臓器を用いての治療）に依存した治療を行っています．その治療中，患者の血液は毎週の治療で大量の水（265〜530l）を利用しています．したがって，このプロセスに使われる水は患者の血液を自由に拡散できる可溶物質が最小量だけ含まれるように設計されています[296]．しかし，米国では地域によって水の組成が異なるため，米国公衆衛生局は透析装置の責任者が逆浸透や脱イオンのような技術を使用して，透析治療の前に過剰な鉄やマグネシウム，アルミニウム，カルシウム，その他のミネラルと同様にフッ化物も取り除くよう勧告しています[296, 297]．

質問22参照

質問41
フロリデーションでどんな病気が誘発されると誤って言っていますか？

答　例えば，インターネット，会報，そしてeメールにおける身の上話などの情報から，フロリデーション地域では，よく以下のような病気と異常の原因になるとの非難を受けます．

- エイズ・アレルギー反応（脱毛，フロリデーション水との接触後の皮膚のやけどと剥離）
- アルツハイマー病
- 関節炎
- 喘息
- 問題行動（注意力散漫）
- 骨疾患（骨粗鬆症—骨密度増加／臀部骨折）
- 癌（すべての種類の骨肉腫）
- 慢性気管支炎
- コリック（鋭い腹痛）
- ダウン症
- 気腫
- 酵素作用（遺伝子の変性）
- 鼓腸（ガス）
- 胃腸障害（過敏性腸症候群）
- 医薬品との有害な相互作用
- 心臓病
- 幼児期死亡率の増加
- 腎臓病
- 中毒症状
- 倦怠感（活力不足）
- IQの低下（知能発育不全）
- 歯の位置異常
- 松果体（早熟，慢性不眠症）
- 生殖器（精子損傷，受精率低下）
- 皮膚状態（発赤，発疹，腫脹，掻痒）
- 乳幼児突然死症候群 SIDS
- 甲状腺障害（甲状腺機能亢進による甲状腺腫および肥満症）
- う蝕

事実　本書で述べているように，信憑性のある膨大な科学的根拠により，フロリデーションは安全かつ効果的であることが一貫して示されています．フロリデーション水を摂取し続けることによる，健康に与える影響のあらゆる可能性が今日まで研究され，なお現在も継続して研究されています．およそ10％の（軽微から軽度な）歯のフッ素症はフロリデーションによるものだといわれています．この種の，軽微〜軽度の段階の歯のフッ素症は身体への悪影響はなく，むしろ審美的な問題であると判断されています．フロリデーションに関する信憑性のある多数の科学的研究において，フロリデーション水の摂取による健康被害との関連性は1つも示されていません．

"フロリデーションに関する信憑性のある多数の科学的研究において，フロリデーション水の摂取による健康被害との関連性は1つも示されていません"

フロリデーションの実践

質問 42
フロリデーションは水質に影響しますか？

答 フロリデーションによって水質が影響されることはありません．なお，もともと米国の地表水と地下水は天然の形でフッ化物をある程度含んでいます．

事実 住民が安全で便利に飲用できるように，ほぼすべての地域において上水道はさまざまな水質改善処理を施す必要があります．その処理過程には40種以上の化学物質，例えば，硫酸アルミニウム，酸化第二鉄，硫酸第二鉄，活性炭素，石灰，炭酸ナトリウム，そしてもちろん塩素などが通常添加されます．天然水中のフッ化物が，至適濃度よりも低い場合にのみ，フッ化物濃度が調整されます[36]．

フロリデーションとは，フッ化物濃度が低い上水道にう蝕予防に最適な 0.7〜1.2 ppm の推奨範囲にフッ化物濃度を調整することをいいます．米国環境保護局（EPA）は，小児を対象とした調査から，およそ1.0ppmの水を飲むことでう蝕数が減少すると公表しています[298]．至適濃度の範囲は，対象地域の1日の最高気温を年間平均して決められます[36,55]．

💧質問 3，6 参照

安全飲料水法のもとで，EPA は国民の健康を守るため，フッ化物を含めたさまざまな物質の飲料水基準を設けています．米国には，天然由来で，至適範囲よりも高いフッ化物濃度を持つ地下水の地域があります．したがって連邦条例により，地域の上水道において，天然由来であるフッ化物濃度は 4.0mg/l を上限値と定めています[298]．安全飲料水法では，この上限を第一次上限濃度（MCL）としています．MCL の基準により，公共の上水道に自然に含まれるフッ化物濃度が MCL（4.0 mg/l）を超える場合は，水道局はフッ化物濃度を MCL よりも低い値に下げなければなりません．この過程をディフロリデーションといいます．

また，EPA は第二次上限濃度（SMCL）を 2.0 mg/l とし，フッ化物濃度がこの値を超える場合には水道局は住民に通知するよう義務付けています．連邦政府の強制ではありませんが，SMCL を設けることで以下の注意を喚起しようとしています．小児が天然のフッ化物濃度 2.0 mg/l を超える飲料水を毎日摂取すると，形成中の永久歯に中程度〜重度の歯のフッ素症を発現するリスクが生ずること，すなわち，全身的な健康被害はありませんが，審美的な問題が生じることを警告しています[298]．水道システムが SMCL を超えた場合には，必ず以下の事項を含め通知されます．

1. 2.0 mg/l 以上のフッ化物濃度では，9歳以下の小児に歯のフッ素症を発現する危険性があると警告します．
2. 歯のフッ素症は，歯の形成期に（長期継続して）高濃度フッ化物を摂取したときにのみ発現する

ので，成人には（歯の萌出後のため）影響があ
りません．

3. すべての基準（SMCL を含む）を満たす飲料
水を保証する代替水源と，処理情報を得るため
に水道局と連絡を取ることができます．

1993 年の米国研究評議会報告書"摂取フッ化物
の健康への影響"では，EPA のフッ化物の毒性と
摂取データを論評し，現在の 4.0 mg/l という基準
（1966 年制定）は公衆衛生のための暫定基準として
適切であると結論付けています．EPA によると，
ヒトと動物のデータを総合した結果では，現在の飲
料水のフッ化物基準を満たしており，1993 年 12 月
に EPA は，官報に 4.0 mg/l の上限値は安全な限界
範囲で健康に影響はなく，飲料水のフッ化物基準を
訂正する必要がないという通知を発表しました[168]．

さらに EPA は，1997 年 12 月 5 日付で連邦登
録にフッ化物の安全性について発表しました[239]．
フッ化物に関する最終規制の通知の中で，EPA は
"8.0 mg/l（0.23 mg/kg/day）以下のフッ化物濃
度で健康に問題を起こすという科学的な論文は存在
しない"と述べています．EPA の 4.0 mg/l（0.114
mg/kg/day）という第一次上限濃度（MCL）は，
その値の半分の量であり，適切な安全領域にありま
す．

安全飲料水法（SDWA）のもとで，EPA は定期
的に米国主要飲料水規定（NPDWRs）を"少なく
とも 6 年毎に"再検討しなければなりません．こ
の見直しは，SDWA の指示で行う EPA 事業の定例
の仕事でした．NPDWRs は法的強制力のある基準
であり，公共の水道システムに適用されています．
主要基準により，飲料水の汚染物質の上限値が決め
られ，住民の健康が守られています．

2002 年 4 月には，EPA は 68 種の NPDWRs の化
学物質の決定を予備的に改訂あるいは未改訂結果
を発表しました．フッ化物は論評された 68 種ある
化学物質の 1 つです．EPA は"現段階では改訂不
要"の範疇と決定しましたが，国内科学アカデミー
（NAS）にフッ化物のリスク評価の最新版を依頼し
ました．以前 NAS は，約 12 年前に EPA に代わっ
て「摂取フッ化物の健康への影響」として米国研究
評議会から，1993 年に出版された論評を完成させ
た経緯がありました．

NAS の要請を受けて，米国国立研究評議会（NRC）
の毒性委員会は，飲料水のフッ化物に関する小委
員会を立ち上げ，1993 年以降に公表された毒性学，
疫学および臨床データと飲料水や他のフッ化物源
（食物，歯磨剤，洗口液など）からの経口摂取デー
タについて論評しました．この論評を基に，この
小委員会は EPA の飲料水中フッ化物に関する第一
次上限濃度（MCL）の 4.0mg/l，第二次上限濃度
（SMCL）の 2.0mg/l の科学的，技術的な基盤を評
価し，小児はじめ住民を健康被害から守るために十
分なフッ化物の MCL と SMCL を EPA に助言する
でしょう．さらに小委員会は，データのギャップを
特定し，将来のフッ化物の MCL や SMCL の設定
に関連する研究を勧告するでしょう．

この小委員会は 2002 年の 11 月に作業を開始し，
2006 年初めの完成をめざして現在進行中です[173]．

質問 43
どの機関が米国の飲料水用の添加物を規制
していますか？

答 米国環境保護局（EPA）が，飲料水用の添
加物を規制しています．

事実 1974 年に，連邦議会は公共飲料水を管理
して国民の健康を守るために，最初の安全飲料水法
（SDWA：Safe Drinking Water Act）を可決しまし
た[299]．

SDWA は 1986 年と 1996 年に改訂を重ねてお
り[299]，EPA が国民に安全な飲料水の供給を確実に
するように保証を要請しています[155]．

1979 年 6 月 22 日に，米国食品医薬品局（FDA）
と EPA は水質保証の役割と責任を明らかにす
るために覚書（MOU：Memorandum of Under-
standing）を交わしました．その MOU の目的は"飲

料水用添加物の規制に関してEPAとFDAの間で管轄権が重複しないようにすることです．連邦食品医薬品化粧品法（FFDCA：Federal Food, Drug and Cosmetic Act）では，飲料水を食品とみなしてFDAが管轄するものとなっていましたが，1974年にSDWAが定めた飲料水を食品とみなさないという事項に，EPAとFDAの両局は合意しました．この合意の下に，EPAは飲料水用添加物をはじめ，公共飲料水に関する独占的な管轄権を有することになりました．一方，FFDCAの第410節に定められたボトル水の管轄権と，調理加工食品または食品加工用の水（と水中の物質）に関する管轄権をFDAが有することになっています[155]．"

> "各州および各地域は，公共水に各種物質を加える前にFDAの承認が必要であることを義務付ける法定論争や，住民投票運動にときどき，巻き込まれてきました．…そのような動きは，表向き'ものわかりの良い常識的な'方法と思われるかもしれません．しかし，その裏にある真の狙いは，フロリデーション導入の努力を無に帰することなのです．なぜならば，FDAには給水設備の管理権限がないにも係らず，飲料水に添加するどのような物質についてもFDAの承認を必要とすることになるからです．誤って，あるいははずる賢く，間違った政府機関の名前を挙げておけば，その結果として多くの場合，フロリデーションが中止になったり，フロリデーション導入が阻止されたりということになります．"

各州および各地域は，公共水に各種物質を加える前にFDAの承認が必要であることを義務付ける法定論争や，住民投票運動にときどき巻き込まれてきました．フッ化物製品品質管理法，水質条例，純水条例などと呼称されている法案は，特にフロリデーション反対者たちがフロリデーションを中止させようとするためのやり口としてよく使われます．この法案では，フッ化物やフロリデーションについて何も述べていません．このタイプの法案を支持している人たちは，フロリデーションに反対ではなく，純水の擁護であって，FDA承認済みの物以外は水道水に添加しないで欲しいということを訴えているのでしょう．

……そのような動きは，表向き'ものわかりの良い常識的な'方法と思われるかもしれません．しかし，その裏にある真の狙いは，フロリデーション導入の努力を無に帰することなのです．なぜならば，FDAには給水設備の管理権限がないにも係らず，飲料水に添加するどのような物質についてもFDAの承認を必要とすることになるからです．誤って，あるいはずる賢く，わざと，間違った担当政府機関の名前を挙げておき，その結果として多くの場合，フロリデーションが中止になったり，導入が阻止されたりということも起こりかねないのです．"

質問44

フロリデーションに使用するフッ化物の安全性を確保するために，米国ではどのような基準が設けられていますか？

答 米国フロリデーションには，3種のフッ化物（フッ化ナトリウム，フッ化ケイ酸ナトリウム，ケイフッ化水素酸）が使われています．それらは，米国水道協会（AWWA）と米国科学財団（NSF）により定められた安全基準に適合しています．

事実 水の処理に利用される添加物は，米国環境保護局（EPA）によって定められた，水の処理のために添加する化合物の最低必要量という安全基準を満たしています．したがって，市民の健康を保障します．特に，フロリデーションでのフッ化物は，AWWAとNSFにより定められた安全基準に適合しています．さらに，米国規格協会（ANSI：American National Standards Institute）は，AWWAとNSFのフッ化物の基準を保障しており，これらの基準の名称もANSIに含まれています．

米国水道協会（AWWA）は，国際的な非営利科学・

教育団体で，飲用水質と供給の改善に努めてきました．米国水道協会は，知識，情報および北米とその他の地域において飲用水質と供給を改善する運動において，信頼すべき情報を発しています．AWWAは1881年に設立され，世界で最も大きな上水道専門家団体です[300]．

非営利・非政府団体（NPO・NGO）である米国科学財団（NSF）は，公衆衛生と安全のための標準的な促進，製品の保障，教育，危機管理（risk management）の世界の指導的立場にあります．NSFは，60年にわたり公衆衛生，安全，環境保護に活動しており，NSFは健康および環境科学の分野の科学，技術の専門家として広く認知されています．その中には，公的・私的団体で幅広い経験を持つ技術者，化学者，毒物学者，環境と健康の専門家も含まれます[301]．

米国規格協会（ANSI）は私立の非営利団体（NPO）で，米国での自主規格や適合性評価システムの運営，調整をしています．団体の使命は，自発的合意基準と適合性評価システムの普及と促進およびそれらの質の保護による米国の国際的な競争力の増強，およびQOLの向上にあります[302]．

AWWAがフロリデーション用のフッ化物基準を設定する目的は，購入者，製造者，供給者に当該フッ化物に関する最小限の要求事項を提供することで，要求事項には物理的，化学的，凝縮，輸送，試験必要条件などが含まれます．米国水道協会のフロリデーション用のフッ化物基準の中では，「基準に沿ったフッ化物の供給では，健康に有害で障害作用のある水溶性物質や有機物質を検出しない」ことが述べられています．製造者や供給者により，利用されるフッ化物に関する保証付きの分析が実施されなくてはなりません[60]．

NSF Internationalの基準60号は，飲用水への添加物の純度を保証します．基準61号では，水処理施設で使用される設備の指針を述べています．全米科学財団と米国規格協会の基準は，全米科学財団，米国規格協会，州飲料水管理者協会（ASDWA：Association of State Drinking Water Administrators），EPAの支援を受けた健康環境管理人会議（Conference of State Health and Environmental Managers）による連合協会によってつくられました．その中では，水処理で使用される物質の，潜在的な健康への悪影響をコントロールするために，最低限の要求事項が設けられています[303,304]．

フロリデーション用のフッ化物は，水処理で使用される40以上の添加物と同様に，工業品質等級（Industrial grade）を満たした化合物です．上水道は事業であり，水処理施設で使用されるすべての添加物は工業品質等級に分類されています．広く水処理施設で使用される，他の工業品質等級がつけられた添加物の例として，塩素（塩素ガス），硫酸鉄，塩化水素，二酸化硫黄，硫酸が挙げられます[36]．

フッ化物の利用反対派は，フロリデーションに反対しているのではなく，使用フッ化物に工業品質等級を使用することに反対していると言っています．もし米国食品医薬品局（FDA：Food and Drug Administration）の認める薬物等級（pharmaceutical grade）であれば，フロリデーションに賛成するのかも知れません．表面上ではこれは"良識的な意見"に聞こえます．しかし実際は，つねにフロリデーションを止めようといういつもながらの策略です．米国では，食品医薬品局ではなく環境保護局が，飲用水の添加物についての規定をしているのです．

🔍質問43参照

フロリデーションに利用されるフッ化物についての，安全性に関する研究が存在しないという批判がしばしばあります．科学界は，水中への極端な高濃度の添加物による健康への影響の研究をしていません．科学界は通常の処理された水が健康へどう影響するかを研究しています．フッ化ナトリウムはフロリデーションで初めて利用されたフッ化物である一方，ケイフッ化物（フッ化ケイ酸ナトリウム，ケイフッ化水素酸）の利用は1940年代後半に始まりました．1951年までに，ケイフッ化物はフロリデーションで最も多く利用されるようになりました[61]．これらの物質の健康への影響に関する初期の研究の

多くは，ケイフッ化物（多くはケイフッ化水素酸）をフロリデーションに使用した集団で実施されました[305〜310]．しかし，その当時の報告書には，フロリデーションに使用されたフッ化物が必ずしも明記されていませんでした．フロリデーションの研究の根幹ができあがってくるにつれ，どのようなフッ化物が使用されても，フロリデーションに関する健康への悪影響がないことが明らかになりました．

💧質問5参照

さらに時を経て，フロリデーションの健康への影響に関する多くの総合的なレヴューが出版されました．これらのレヴューは，ケイフッ化物を利用したフロリデーションを実施している大都市で行われた調査も含んで，フロリデーションの安全性を支持しています[71, 84, 163, 165, 167, 311〜313]．

同分野の専門家たちの査読制度（peer review）による圧倒的に信憑性のある，科学的根拠をもとに確立した基礎が作られ，60年を超える実施経験がさらなる信頼性の科学をもたらし，フロリデーションが安全であると結論づけられています．

質問45
米国のフロリデーションに使われているフッ化物の原料は何ですか？

答 米国で使われているフッ化物は，ミネラルアパタイトに由来しています．

事実 水道水フロリデーションのために，米国で使われている3種のフッ化物（フッ化ナトリウム，フッ化ケイ酸ナトリウム，ケイフッ化水素酸）は，リン酸塩肥料の生産に使われる石灰岩沈着物の種類であるアパタイトに由来しています．アパタイトには3〜7％のフッ化物が含まれ，フロリデーション用のフッ化物の主要な原料です[36]．

工程では，アパタイトが粉砕され硫酸によって処理されて，リン酸（リン酸塩肥料の主な成分）と固体成分と2つの気体成分が生成されます．固体成分である硫酸カルシウム（石膏として知られる）は，石壁あるいはシートロックの材料です．気体成分として，フッ化水素とシリコンテトラフッ化物は水に溶けて，今日の米国でフッ化物として広く使われています[60]．

残りの2種のフッ化物（フッ化ナトリウム，フッ化ケイ酸ナトリウム）は，ケイフッ化水素酸から製造されます．フッ化ナトリウムは，ケイフッ化水素酸が苛性ソーダによって中和される際の生成物です．また，フッ化ケイ素酸が塩化ナトリウムまたは炭酸ナトリウムによって中和され，フッ化ケイ酸ナトリウムが生成されます[36]．

フロリデーションに反対する人たちは，濃度調節に使われるフッ化物が安全でないものであるとするために，フロリデーション用フッ化物はリン酸塩肥料の副産物であるとときどき強く主張します．副産物とは，ある物質の製造過程の結果として生成された単なる物質で，必ずしも粗悪で有害な廃棄物であるとは限りません．化学産業において，ある副産物は経済的に最も重要な生成物以外の何物でもありません．副産物は，貴重な資源を生成する特性を備えています．例えば，オレンジジュースでは，さまざまな副産物がジュース生成過程のオレンジから得られ，洗浄剤，消毒剤，調味料，香料として使われます[314]．

> "公共の安全性を確保するため，水道水フロリデーション用のフッ化物は米国水道協会（AWWA）と米国科学財団（NSF）の基準を満たしています．"

フロリデーション用フッ化物は，リン酸塩肥料の製造過程で得られる貴重な副産物です．

公共の安全性を確保するため，水道水フロリデーション用のフッ化物は米国水道協会（AWWA）と米国科学財団（NSF）の基準を満たしています．

質問46
フロリデーションは，水道システムや水道技師に対し特別な安全への配慮を必要としますか？

答 必要としません．適切な計画，維持，監視があれば，フロリデーションは安全な方法です．

事実 水道施設や水道局職員は，地域公衆衛生の向上のために注意深く調整されたフロリデーションにより，価値のある公共のサービスを行います．水道施設や水道局職員は安全を保証する多くの規定に従います．米国労働安全衛生管理局（OSHA）は，職場での雇用者の安全に関するガイドラインを示しています[60, 315]．付け加えるとAWWAは，水道施設従事者に安全性と安全な労働状態に関する手引きを発表しました．さらに，CDCはフロリデーション導入時に水道施設従事者のために，特別に作られた安全な手続きを確定しました[315]．このような手引きを厳守することで水道施設従事者の安全を維持しながら，継続的なフロリデーションの適切なフッ化物濃度が保証されます．

安全な方法への一環として，水道施設従事者は施設内での化学物質と，添加物の取り扱いに関する訓練を受けます．適切なフッ化物濃度のフロリデーション水の安全が証明される一方，施設職員と技師は水処理施設においてフッ化物を取り扱う際にもっと高濃度のフッ化物を取り扱うかもしれません[36]．フロリデーション用フッ化物は現在，水処理施設で使われている他の化学物質である低塩化物，炭酸カルシウム，硫酸アルミニウム，水酸化ナトリウム，硫酸鉄と同様に，添加物としてのリスクを抱えています．実際のところは，フッ化物は水道施設の業務の中で使われる塩素ガスよりも確実に安全です．

今日の施設の充実のおかげで，水道処理施設従事者は簡単にフッ化物濃度をモニターし，維持できます．自動モニター装置のおかげで，フロリデーション水の濃度を推奨範囲内の濃度に調整することが可能です．

重要なことはフロリデーションの管理に責任を持つ技師が適切な訓練を受け，フロリデーション機器が十分に保守されることです[315]．水道水フロリデーションを行うには機械的な設備が必要であり，それらの設備は検査され，維持され，必要に応じて交換する必要があります．60年の経験と何千もの水道システムの実施によって，稼動に差し障る事象はほとんどなくなりました．

質問47
フロリデーションには技術上の難題が存在しますか？

答 いいえ．適切に維持，監視されているフロリデーションのシステムには技術上困難な問題は存在しません．

事実 システムの適切な計画と維持が成されれば，フッ化物の調整は他の浄水過程と両立します．今日の設備は，浄水管理従事者にとって，水道水の推奨フッ化物濃度の監視と維持を容易にしました．自動監視技術により，フッ化物濃度を推奨範囲内に維持することが正確にできるようになりました．

地域の上水道に，濃縮されたフッ化物を注入すると，大幅に希釈されます．例えば，ケイフッ化水素酸は約180,000倍に希釈され，推奨されるフッ化物濃度0.7〜1.2 ppmの範囲になります．1 ppmとは，フッ化物が1に対して水が百万の割合で希釈されています．百万という大きな数字は，感覚的に理解しにくい数字です．厳密ではありませんが，次に示す例で百万分の1を理解しやすくなるでしょう．

1 kmに対する1 mm……16マイル（25.6km）に対する1インチ（2.54cm）

2年に対する1分……28時間（1日と4時間）に対する1秒

100万円に対する1円……1万ドルに対する1セント

> "フロリデーションには60年を超える歴史がありますので，フロリデーションシステムの計画，設計，操作，維持の正しい技術の実践に関する熟考された指針が存在します．"

60年を超える技術の蓄積がフロリデーションには存在するので，フロリデーションシステムの計画，設計，操作，維持の正しい技術の実践に関する熟考された指針が存在します．フッ化物は，最終段階で液体として上水道管に注入されまれますが，乾燥フィーダーもしくは液体フィーダーを利用した，2種類の基本的な装置（定量ポンプ）で注入量が測定されます．計画的で適切な維持と測定が行われ，注入フッ化物の量が制限されているため（例えば，水1日分のタンクには1日分の供給量のフッ化物しか含まれていません），フロリデーション装置からの長期に及ぶ高濃度のフッ化物が注入されるなどの心配は，機器的な仕組みからも起こりえません[36]．

質問48
フロリデーションは，水道管の腐食を生じさせたり，鉛やヒ素，その他の毒性汚染物質の上水道への混入を引き起こしますか？

答 フロリデーションが水道設備の腐食の原因になるという科学的な根拠は存在しません[36]．さらに，フロリデーションによって，汚染物質が水中で濃縮されるような事実は存在しません．実際，フッ化物濃度は公衆の安全性を保証して定められている基準値より十分下回った値で水質が管理されています．

事実 フロリデーションは，水のpH（水素イオン濃度）に影響を及ぼしません．また，鉛や銅の水道管からの溶出の原因にもなりません．飲用水によるパイプ腐食の第一の原因は，水中に溶け込んだ酸素の集積や，pH，水の温度，アルカリ性，硬度，塩分濃度，硫化水素の含有量，特定のバクテリアの存在などです．ある水質状態の下では，ミョウバン，塩素，フルオロケイ酸，フッ化ケイ酸ナトリウムによる水処理の後に，すでにわずかに酸性に傾いている状態の飲用水の酸性度のわずかな増加が観察されることがあります．このような場合，水処理の過程では，上水道の職員により水のpHを調整し酸を中和することになっています．これは，上水道での日常作業の1つです．すべての浄水場が1年に1回ずつ，水道利用者宛てに提出する水質報告（Water Quality Report）または消費者信頼報告（Consumer Confidence Report）の中で，上水道の処理が完了した段階における水の酸性度がpH7.0（中性）かまたはそれ以上であること，すなわち酸性でないことが記入されることになっています．

質問4参照

1999年，ある報告[316]において，浄水施設で加えられたケイフッ化水素酸やフッ化ケイ酸ナトリウムは完全には解離せず，飲料水のpHの低下や鉛管施設からの鉛を溶出させ，小児の鉛の摂取を増加させると，非難した例がありました．

その報告を受けて，米国環境保護局（EPA）の科学者たちが，ケイフッ化物が水道管から鉛を溶出させるという批判の基となった基礎研究を再評価したところ，そこで採用されている化学反応上の仮定が科学的に正しくないことが分かりました．ケイフッ化物は水中で非常に早く解離し，完全にフッ化物イオンを放出します．その意味で，先の研究は現在受け入れられている科学知識とは矛盾しており，その著者はその矛盾の確認を行い説明をすることが出来ていません．EPAの科学者たちは，この研究報告を科学的な論文とみることはできず，フロリデーションと鉛を結びつけることを示す，信頼に足るデータはないと述べています[285]．

ケイフッ化水素酸は，米国のほとんどの上水道施設で利用されているフッ化物です．この理由は，地球で採掘されるアパタイト由来の自然の物質で，鉛やヒ素などの汚染物質をほとんど含まないからです．しかし，ケイフッ化水素酸を希釈して適切なフッ化物濃度の水をつくる際に，EPAによるこうした

ヒ素や鉛を含む汚染物質を安全なレベルにする規定や基準が存在します[317, 318]．フロリデーションに用いるフッ化物は，それらの基準をクリアしていることが製造者によって記載されており，実際にもその記載が正しいことが確認されています．実際に調べられたフッ化物には，鉛やヒ素が検出できるほどに含まれていません．ケイフッ化水素酸を用いたフロリデーション水のヒ素と鉛の濃度は平均して，0.1 ppb（parts per billion：10億分の1）を下回ります[319]．

質問 49
フロリデーションは環境汚染につながりますか？

答 いいえ，つながりません．科学的調査結果により，フロリデーションは環境に優しくまた人々に安全であることが示されています．

事実 米国環境保護局（EPA）は連邦法の上限基準として，飲料水中フッ化物濃度を 4.0mg/l としています．この上限値の 4.0 mg/l を上回らない限り，州政府および地方行政当局はフッ化物濃度を調整するかどうかを決定することができます[320]．

> "ワシントン州環境保護法（SEPA）に従って行われた研究調査において，問題となる環境汚染の可能性は何も示されていません．"

「ワシントン州環境保護法（SEPA）のもと，タコマ－ピアス郡（Tacoma-Pierce County）において，フロリデーションによる環境への影響が調査されました．調整された飲料水中フッ化物濃度のレベルで，動植物に有害である証拠がみられなかったという結果から，SEPAの結論として，"フロリデーションによる環境汚染はない"とされています[321]．

実際，フロリデーションによって庭，芝生，植物にも悪影響があるという証拠は1つもありません[322]．1990年に発表された科学論文総説においても，フロリデーションによる環境汚染は全く認められないと結論されています．今までのフッ化物と環境に関する問題の事例については，産業公害や事故に限られています[323]．

公共政策

質問50
水道水フロリデーションは価値ある公衆衛生手段ですか？

答 はい．水道水フロリデーションはすべての年齢の人々の利益となる公衆衛生手段であり，安全で，しかも経済性に優れた公衆衛生プログラムです．

事実 数十年に及ぶ研究と60年以上の実用経験から，フロリデーションは人々の口腔の健康状態を劇的に改善することを示してきました．前米国公衆衛生長官のL.テリー博士は，フロリデーションを予防接種，牛乳の低温殺菌処理（パスチャリゼーション）と浄水（水の塩素処理）とともに，欠くことのできない重要な公衆衛生手段と位置付けました[7]．また前米国公衆衛生長官E.クープ博士によれば，フロリデーションは市民の口腔の健康を増進するうえで，社会がなし得る最良の方策であるといいます．

> 前米国公衆衛生長官E.クープ博士によれば，フロリデーションは市民の口腔の健康を増進するうえで，社会がなしうる最良の方策であるといいます．

1994年，米国保健福祉省（厚生省）は公衆衛生業績をレヴューした一冊の報告書を発行しました．この報告書の中で，ポリオの根絶と小児血中鉛濃度の減少のようなうまくいった公衆衛生手段と共に，フロリデーションは米国において最も経済的な予防価値の高いものの1つとして賞賛されています[17]．1995年，米国公衆衛生局（USPHS）によって水道水フロリデーションを推進する方針の再確認がなされました．この声明文では，フロリデーションは地域社会においてう蝕を減らす最も費用対効果が高く，実用的かつ安全な手段であると述べられています[18]．1998年，今後とも続く健康と福祉の改善の必要性を認識し，USPHSは2010年までに達成されるべき国民レベルにおける健康目標を改訂しました．そこで，フロリデーションを大幅に拡大する目標が口腔保健の目標に含まれました．特に注目される点としては，目標21-9（p.3脚注参照）において，2010年までに給水人口の75％以上がフロリデーション水の利益を受けるべきである，との目標が設定されています[19]．

> "前米国公衆衛生長官のD.サッチャー博士によれば，水道水フロリデーションは住民間に在る健康の不公平を取り除くための強力な方策である，と述べています．"

1999年，米国疾病予防管理センター（CDC）は20世紀の十大公衆衛生業績の一つに，う蝕の減少の大きな要因であるフロリデーションを挙げました[1,2]．2000年5月，前米国公衆衛生長官D.サッチャー博士は口腔保健に関する公衆衛生局長官報告書を初めて発行しました．本報告書の中で次のように示して

います．フロリデーションは今後とも継続してう蝕を減らしコントロールする最も費用対効果が高く，実用的で安全な手段となること．加えて，サッチャー博士は，水道水フロリデーションは住民間に在る健康の不公平を取り除くための強力な方策である，と述べています．複数の研究によると，フロリデーションはう蝕の地域格差を減らせる最も重要な手段であろうと示されています[21～24]．

2003年の口腔保健推進行動の呼び掛けの際に，米国公衆衛生長官R.カルモナは政策立案者，地域社会のリーダーたち，保健専門家たち，メディアと大衆に，口腔保健は全身の健康と福祉に不可欠であることを認識するように呼び掛けました．さらに，公衆衛生長官カルモナ博士は，これらのグループに諸方策の応用ならびにフロリデーションのような実証済みである地域単位の介入方法を採用し，維持を拡げるように促しました[25]．

フロリデーションは，最も価値のある公衆衛生手段です．その理由は以下の通りです．

- フロリデーションは，社会経済状況，学歴，その他の社会変数に関わりなく，地域住民全体が到達可能です．
- 個人はフロリデーションの利益を得るために行動変容の必要はありません．
- 頻回な微量のフッ化物摂取で生涯を通してう蝕予防に効果的です．
- フロリデーションはフッ化物治療やフッ化物歯面塗布より経済的です[27]．

質問51
裁判所ではフロリデーションの合法性を認めていますか？

答 はい．フロリデーションは米国の裁判制度で慎重に審理され，公衆衛生と福祉の拡充に正当な手段であると認められました．裁判所の最終判断では，これまでフロリデーションは非合法であるとの決定が下されたことはありません．それに加えて，信仰の自由と個人の権利保障を認める米国憲法の修正条項1条・5条・14条により，フロリデーションは憲法違反ではないと明確に裏付けられています．そしてフロリデーション可否を決める手続き上，フロリデーション賛成と反対の両者が勝敗を決しますが，ADAが知る所によれば，このようないかなる事例の裁判所の最終判断では，フロリデーションは安全で効果的であると認めています．

> フロリデーションを違法であると最終判断をした裁判所はありません．12以上の州の高等裁判所が，フロリデーションの合憲性を認めました．

事実 過去60年にわたって，米国におけるフロリデーションの合法性は米国の裁判制度により徹底的に調査され続けています．裁判所によって，フロリデーションは公衆衛生と福祉の拡充をはかるものとみなされています[324]．フロリデーションを違法であると最終判断をした裁判所はありません．12以上の州の高等裁判所が，フロリデーションの合憲性を認めました[325]．1984年にはイリノイ州高等裁判所は16年間にわたり，司法の場でさまざまな議論がなされたフロリデーション義務法の合法性を支持しました[326]．さらに米国最高裁判所は，フロリデーションには本質的に連邦制と憲法に関する疑義は全くないことを引用して，フロリデーション見直しの意見を13回も退けました[325]．

これまで米国の裁判所のとってきた立場とは，政府は一般大衆の健康と福祉に優先して関心を持ち，一般的には公衆衛生の原則に対する個人的反対を拒絶するというものです．したがって，裁判所ではフロリデーション法は憲法に保障された信仰，あるいは個人の自由の侵害にあたるという主張を退けています[325, 327]．

フロリデーションの法的な側面を論評して，裁判所は次のような決定を下して，この問題に対処してきました．

(1) フッ化物は栄養素であり，薬剤ではありません．そして，フッ化物は自然からの贈物です．

公 共 政 策

(2) 代替水源が利用できるので，だれもフロリデーション水を飲むことを強制されることはありません．

(3) もしフロリデーションが信仰の自由を阻害すると信じている人の場合には，信仰の自由は絶対的なものです．また，信仰を実践するという自由もあります．信仰を実践する自由は公共の利益のためには一部制限されるかもしれません．信仰の自由と信仰を実践する自由の間には大きな違いがあります[328, 329]．

フロリデーションとはう蝕予防のために，水に天然に含まれているフッ化物の濃度を調整することです．司法当局は，フロリデーションが強制的に大衆に薬物を投与する形態や社会化医療の形態をとっているとは一貫してみなしておりません[325, 328, 330]．フロリデーションとはう蝕予防のために，水に天然に含まれているフッ化物の濃度を単に調整しているだけです．事実，フロリデーションで用いられるフッ化物は医薬品ではありません．ヨウ素の食塩への添加，ビタミンDのミルクへの添加，ビタミンCのオレンジジュースへの添加と同様なものです．

> ADAが知る所によれば，（可否はともかく）フロリデーションが争点となるいかなる事例でも，裁判所の最終判断ではフロリデーションは安全で効果的であると認めています．

近年，さまざまな理由でフロリデーションに対するさまざまな反対意見が却下されています．その理由とは，フロリデーションによる被害を確定できなかったと原告が認めたことや，フロリデーションを支持する州法がフロリデーションに反対する地方の企画に優先するからです．興味深いことに，フロリデーションの賛成派と反対派の関心はもちろん州や地方によりさまざまですが，州や地方機関のフロリデーションを規制する権限に関する法的な解釈の是非にこだわります．フロリデーション採択案件に関する州法もまちまちです．たとえば，フロリデーション利用者がこれを利用するか否かを決める投票の機会の是非についてなどです．フロリデーション可否を決める手続き上，フロリデーション賛成と反対の両者は勝敗を分けますが，ADAが知る所によれば（可否はともかく），フロリデーションが争点となるいかなる事例でも，裁判所の最終判断ではフロリデーションは安全で効果的であると認めています．

質問 52
どうしてフロリデーションへの反対が続くのですか？

答 圧倒的大多数の健康と科学団体は，一般の人々と同様にフロリデーションは人々に利益を与えるものと考えています．しかし，フロリデーションに反対し続ける声高な小グループがあります．フロリデーションは個人の選択の自由を制約するという人もいます．また，フロリデーションを支持する科学文献を誤解したり，不適切で間違った結論を引き出して反対する人もいます．

事実 膨大な科学的文献によってフロリデーションは，う蝕の発生を抑制する安全な方法であることが示されています．医師や歯科医師を含む科学者や保健関係者の間でのフロリデーションの支持はほぼ得られています．米国歯科医師会（ADA），米国医師会（AMA），政府機関や国立の健康機関および市民団体は，再評価と論文掲載の手続きを経た研究の結論として，フロリデーションのすばらしさを継続して認めています．

大多数の米国民もフロリデーションを認めています．1998年6月，ギャロップ社は1,000名以上の成人のフロリデーションに対する態度に関する全米調査を行いました．"フロリデーションすべきだと思いますか"との質問には70％が賛成，18％が反対，12％がわからないとの回答でした（図5）．2つの米国地域統計によるとフロリデーションの支持率は全米でほぼ一定で，東北部で73％，中西部で72％，南部で68％，西部で70％でした[331]．これらの結果は，1991年12月に行われたギャロップ調査

と同じ傾向でした．実際，1991年調査では1,200人の両親を対象に，"あなた方は，現在自分の地域で実施しているかどうかは別にして，フロリデーションを認めますか，認めませんか"と質問したものです．回答した両親のうちの約3/4以上（78％）が認め，10％が認めず，そして12％がどう答えてよいかわからないと回答していました（図6）．認めなかった人々の中で4％は，住んでいる地域がフロリデーションを実施していましたが，16％の地域では未実施でした[332]．

哲学的な理由でフロリデーションに反対する少数派では，選択の自由の問題がもっとも重要な反対理由であるとして取りざたされているようです[333]．いかなる健康問題の地域介入にも反対する人がいますし，環境や経済の問題を挙げて反対したり，または誤情報で反対する人もいます．

1945年，フロリデーションが導入された当初からフロリデーションに対する反対はありました．60年以上にわたるフロリデーションの実施経験から，安全かつ有効であると示されている今日でもなお反対は続いています．以下に興味深い事例を示します．ミシガン州グランドラピッズ市で歴史上初のフロリデーション開始直後，地方紙で紹介された記事には，1月1日の開始予定であったものが，実際は1月25日まで始まっていませんでした[334]．ところが，このフロリデーションが実施される数週間も前から，グランドラピッズ市保健当局にフロリデーションが原因で身体の具合が悪くなったという苦情が殺到したというものです[333]．

それ以来，フロリデーション反対を唱える指導者や機関は現れては消えていきました．しかし，彼らの基本的な信念は同じで，以下のとおりです．フッ化物は有毒で，健康に有害である；フッ化物はう蝕予防とならない；フロリデーションはコストがかかる；フロリデーションは選択の自由に干渉し，個人の権利を侵害する．

フロリデーションに対する議論が数年間比較的平行線であるとき，フロリデーション反対者はその時々の関心事を装い，新手のアプローチを用いました．例えば，1950年代にはフロリデーションは共産主義者の陰謀としました．1960年代に米国の環境問題に関心が高まると，フロリデーションは公害だとしました．ベトナム戦争の後の1970年代には，フロリデーション反対者はフロリデーションを米国政府，歯科・医科の体制と産業の陰謀だと描写し，陰謀の流布に利用しました．米国民が健康への関心の高まりを示した1980年代には，フロリデーションはAIDSやアルツハイマー病を引き起こすと主張しました．1990年代には，ベビーブーム時代の高齢者を狙って，骨盤の骨折とガンの主張が取り上げ

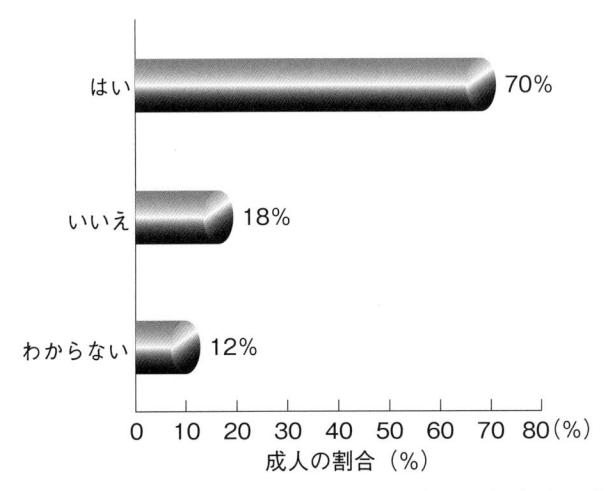

図5 水道水フロリデーションに関する一般成人の意見（1998）

あなたはフロリデーションをすべきだと思いますか
- はい 70%
- いいえ 18%
- わからない 12%

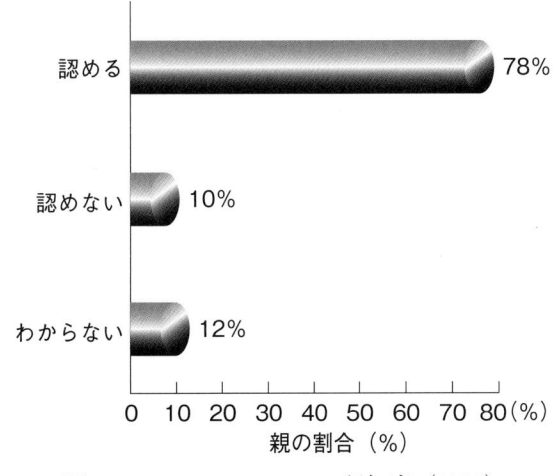

成人の割合（％）

図6 フロリデーションの認知度（1991）

あなたは現在自分の地域がフロリデーションしているか否かは別として，フロリデーションを認めますか，認めませんか
- 認める 78%
- 認めない 10%
- わからない 12%

親の割合（％）

られました.21世紀初頭には,鉛とヒ素の毒性とに関連して過量摂取と毒性面が,一般的な話題として明るみに出ました.これらのアプローチはどれも消え去りませんが,狙いとする対象に一番見合ったアプローチを選ぶ際に,反対者がしばしば繰り返し利用します[333].

フロリデーション反対者は,自分たちのメッセージを大衆に広げるためにビデオやインターネットといった技術をしきりに採用します.この2つの方法により,少数派である反対者が国内と世界中に反対情報を発信できるようになり,また,格安で反対のメッセージを流すことができます.

数多くの反対意見のビデオは,全国フロリデーション反対機関で手に入ります.どのキャンペーンでも,反対者がこれらの安価なビデオを持ち込んでローカルテレビを介して各地域で利用します.しかしながら,反対者はインターネット上でフロリデーション反対の努力に新たな活力を吹き込んできました.インターネットは,フロリデーション反対のメッセージを有権者に届けることができます.マウスをクリックするだけで,検索機能のおかげで数百ものフロリデーションを非難しているWebサイトにいけます.そしてそれは一方的な議論という印象を与えます.インターネットを信頼できる情報源とみなしている人は,これらのサイトの内容をあたかも科学的見解と受け止めて,実際には個人的意見であることに気付かないでしょう.新聞の記事や雑誌,編集長の一言は,その背後にフロリデーション反対者の主張が見え隠れするのに,「科学」文書のようにしばしば公表されます.よくあることですが,読者はこの種の情報が単に印刷物であるという理由で真実として受け止めます.

フロリデーション反対者が用いる技法はよく知られており,彼らが使う技法をレヴューした多くの論文で詳細に議論されてきました[325, 333, 335〜339].その技法の少数例については,次ページの図7にみることができます.

> 正しい科学とは再現性があり,他で立証できる科学的方法が基本にあるものです.一方,複雑な質問内容に対して,あまりにも単純な答えしかできないジャンク・サイエンス(役に立たない科学)とは実証性のないものです.

"ジャンク・サイエンス(役に立たない科学)"とは報道機関の造語ですが,過去十数年間,異常で疑わしいニセ科学に由来するデータを特徴づけるときに使われてきました.それはフロリデーション反対者の世間を扇動する役割も果します.事実,フロリデーション反対者の仮説的な危険性を公共メディアに流す常套手段のために,政策決定者は費用対効果の高い公衆衛生手段を延期させられてきました[340].ジャンク・サイエンスは公共施策に衝撃を与え,社会に計り知れないほどの大きな経済的損失を負わせます.多くの人々,特に政策決定に関わった人々は,ジャンク・サイエンスと正しい科学の判別ができることが求められます.正しい科学とは再現性があり,他で立証できる科学的方法が基本にあるものです.一方,複雑な質問内容に対して,あまりにも単純な答えしかできないジャンク・サイエンスとは実証性のないものです.

1993年,米国最高裁判所は証拠採用にあたり,州と連邦裁判所法廷内でのジャンク・サイエンスの使用を制限する画期的な決定を発表しました.米国最高裁判所は,一般的に認められている内容に認知のための科学的根拠を必要としないが,連邦予審判事は専門家の証言が合理的な根拠に基づいており,問題との関連が適切であることを確認することが任務であると決めました.最高裁判所によると,専門家の示す理論や方法論が当該ケースで科学的に確かな根拠があり,適応であったかという点について審査されます.最高裁判所は4つの科学的証言の査定について判断基準を提示しました.

1) 専門家の理論あるいは技法を科学的方法で確認されたか,確認されてきたか
2) 査読制度に則った論文で出版されたかどうかの確認(ただし,この基準だけ満たされていな

政治家と地域当局者の狙い打ち

本来，新聞社，水道局と地方官庁はフロリデーションを支持し推奨すべきなのです．しかし，フロリデーション反対者のWebサイトには，彼らの"責務"に横やりを入れる手紙を送付するよう，文案をアップしています．すると，地域当局者たちは"中立"の立場に追いやられてフロリデーションの決定は住民投票となり，おかげでリーダーたちはフロリデーション問題に対する責任の一端あるいはすべてから免れることになります．フロリデーション反対者は，この機に及んで住民を誤情報攻めにして，フロリデーション反対を多数意見へと企んで住民投票を実施させます．

非科学的主張

フロリデーション反対者は，フロリデーションがエイズ，アルツハイマー病，癌，ダウン症，遺伝子傷害，心臓病，知能低下，腎臓病，骨粗鬆症（骨盤の骨折）のヒトのあらゆる病気を列挙してその原因になると繰り返し主張してきました．このような根拠のない主張は，反対キャンペーン中に人々が本当ではないかと思うよう頻繁に繰り返されます．地方紙の編集手記であっても，印刷物になると根拠のない主張も本当らしく聞こえます．ほんの取るに足らない疑問でも，反対者のスローガンである"疑わしきは，反対票を！"が有権者にいかにも事実であるかのように聞こえます．

こじつけ（それとない悪口）

"50年前，医師も歯科医師もタバコを勧めていた"というのがこじつけの事例です．とりわけその関連性から見て罪深いものです．フロリデーションに言及していないけれども，医学界はタバコに対する姿勢を変換したし，そのように保健専門家はフロリデーションについても間違いの可能性があると人々に連想させます．

"専門家"の古びた研究と声明

フロリデーション反対者Webサイトには，フロリデーション反対を唱える"尊敬に値する医学専門家と科学者"のリストをよく掲載しています．よく引き合いに出される人物は，元米国医師会長（AMA）として著名なC.G.ヘイド博士です．その根拠も，ヘイドがフロリデーションが始まるほぼ10年前の1936年にAMA会長であったことも開示されていません．彼の在任期間にはもちろん，フロリデーションを支持する現在のAMAの立場は表明されていません．これはフロリデーション反対者が古びた内容を持ち出した一面です．さらに，フロリデーション反対者は14名のノーベル賞受賞者が"フロリデーション反対あるいは保留した"と主張します．彼らの大半は1929～1958年のノーベル賞受賞者であることを明記すべきです．

文脈からの抜き出し

フロリデーション反対者が最も繰り返す申し立てに，以下のフレーズがあります．"フッ化物は有毒化学物質だ．水中にフッ化物を入れさせるな．"この下りは毒性が量に関連しており，当該物質を摂取しないことではありません．過量では有害で，正しい量では有益な物質の例として，塩，ビタミンAとビタミンD，鉄，ヨウ素，アスピリン，水さえも挙げられます．

別の事例として，フロリデーション反対のニューヨーク州連合（NYSCOF）からの発表は，インターネット上で2001年8月と2005年3月にも以下のように述べています．"歯科関連分野のリーダーによる改訂版歯科教科書によれば，フロリデーションは科学的根拠よりも実証されていない説である．"その発表には教科書から抜き出された多くの項目が含まれています．米国歯科医師会は，その発表に答えて手紙を書いた教科書の著者たちと接触しました．Drs.B.A.バートとS.A.エクルンドは次のように答えました．"NYSCOF記事は我々の教科書（Burt BA, Eklund SE.歯科医師，歯科医療，地域，第5版，フィラデルフィア，サンダース，1999）から所々を抜き出したものであり，その記事にわれわれの解釈をちりばめたものである．その結果，全く当てはまらないのであるが，Drs.バートとエクルンドはフロリデーション反対として描かれたのです．"

作戦変更

メディアから裁判所に照準を合わせる際に，フロリデーション反対者は自説を曲げたり，中間位を取ることが知られています．これは元々進めてきた反対事項に利点がないことがばれた時によく見られます．事例として：フッ化物にアレルギー既往のあるため，家族の移住の必要があるとメディアに語った親は，住居の移住を余儀なくされたが，その家族は移住前にフロリデーション地域に住んでいたことがその後に明らかとなりました；しかも，反対は法的不満に対する修正を繰り返すようになります．全面攻撃からフロリデーション反対ではないという姿勢に代わります．しかし，フッ化物が安全かつ数十年間も広範に使用されてきたことに触れないで，ある特定のフッ化物そのものに反対なのです．

図7　フロリデーション反対派の策略

公 共 政 策

いからといって証言を受け入れないという根拠にはならない）

3）実験のコントロールの際の既知，あるいは潜在的誤差率と標準化とその維持（その理論や実験結果が正しいものであるか）の確認

4）その理論や技法をごく少人数しか認めないものであれば，それは疑わしいものである．その理論や技法が正統な科学団体に広く認められているかの確認

反対者の主張する科学的な有効性と妥当性というものは，この最高裁判所の示した基準には全く反するものです[341]．

> "どのような科学的問題でも全員の意見が一致することなどまずありえません．実際，次々と新情報が世に発表され広がっていくために，新しいものもすぐ古くなり，いつまでも"最新情報"というものはありません．実施によって得られる利益はいつもリスクを上回らなければなりません．保健関係者，政策決定者，および国民は，問題解決のための責任がどこに存在しているかを明らかにするため，良い協力者でなければなりません．またそこでは，念入りに行われたリスク評価と実証された利益とを総合的に考慮して，ひとつの決定が下されなければなりません．"

どのような科学的問題でも全員の意見が一致することなどまずありえません．実際，次々と新情報が世に発表され広がっていくために，新しいものもすぐ古くなり，いつまでも"最新情報"というものはありません．実施によって得られる利益はいつもリスクを上回らなければなりません．保健関係者，政策決定者および国民は，問題解決のための責任がどこに存在しているかを明らかにするため，良い協力者でなければなりません．またそこでは，念入りに行われたリスク評価と実証された利益とを総合的に考慮して，ひとつの決定が下されなければなりません[335]．

💧はじめにおよび図1参照

質問 53
フロリデーションに関する信頼できる情報は，インターネットや世界的なホームページのどこから見つけられますか？

答 米国歯科医師会と同様に評価される健康・科学団体，政府機関はフッ化物とフロリデーションに関する情報を提供するためのインターネット・ホームページをもっていて，常に正しい科学的な情報を提供しています．

事実 インターネットとWWW（World Wide Web）はアクセス可能な情報源として発展してきています．しかし，インターネットやホームページにある"科学"がすべて本当の科学的事実に基づいているわけではありません．"フッ化物"あるいは"フロリデーション"のインターネットを検索すると多くのWeb.サイトが表示されます．科学的な内容のWebサイトもあります．なかには高度な技術を駆使して見栄えは良いが，未確認あるいは世に認められていない情報を流しているWebサイトもあります．ろ過器セールスのようなコマーシャル本位のものも増えていくでしょう．

水道水フロリデーションとフッ化物に対する最も広く信頼されている情報源の1つは，米国歯科医師会（ADA）のホームページがあります．http://www.ada.org/goto/fluoride（P59，図8参照）．ADAのWebサイトからフッ化物に関してもっと多くの情報を得たい場合は，CDCや米国歯科医協会，米国歯科頭蓋研究所，米国医学研究所，米国癌研究所，そして各地域の保健センターなどのWebサイトにもリンクできます．

公 共 政 策

質問 54
なぜフロリデーションはしばしば住民投票で否決されるのですか？

答 フロリデーションの是非だけを問う投票，あるいは大きな選挙（大統領選挙など）のない年の投票にみられる有権者の無関心と低い投票率，紛らわしい投票用語（「反対」という表示票が実はフロリデーションを支持することを意味していた例），科学的問題が明確に理解されにくいという事情，議員たちのリーダーシップの欠如，保健関係者たちの政治的キャンペーン手法のまずさ，これらがフロリデーションの住民投票をしばしば不成功に終わらせる理由です．

事実 過去数十年，米国ではフロリデーション普及率が確実に増え続けていますが，いまだ数百万の米国人はフロリデーションによる恩恵を未だに受けていません．CDCが示した2002年のデータによると，フロリデーションは上水道給水人口の3分の2（67.3％）に実施されています[34]．米国の50の大都市のうち，42都市が適切にフロリデーションを実施し，2都市では天然にフロリデーションの濃度が適正になっています（図9）．未だ至適濃度のフロリデーションを実施していない6都市は，カリフォルニア州フレズノ，カリフォルニア州サンノゼ，コロラド州コロラドスプリングズ，ハワイ州ホノルル，カンザス州ウィチタ，オレゴン州ポートランドです．1998年に，健康と福祉を継続的に向上させる必要から，米国公衆衛生局は，2010年までに達成すべき健康目標値を改訂しました．口腔衛生の項目に盛り込んだ内容には，フロリデーションを大きく拡大することを目標としました．特に目標21-9（P.3参照）は，公共給水で生活する米国民の少なくとも75％が2010年までにフロリデーションの恩恵によることを掲げています[19]．フロリデーションはすべての州で実施されていますが，2002年のデータによると75％か，それ以上の住民が恩恵を受けているのは24州です[34]（図10）．

社会科学者たちは，フロリデーションが時々住民投票で否決される原因を究明するため，多くの研究を行ってきました．その要因として，基金不足，住民と専門家の無関心，論争が予期された場合にこの矢面に立つことを嫌う議員や地域のリーダー達の態度，低い投票率，ならびに反対者たちによる感情的な非難の中で有権者たちが科学的な情報を冷静に評価できなくなることなどが挙げられています．残念なことですが，実際にはフロリデーションされてもいないのに，誤った情報により自分たちの飲料水には（すでに）至適濃度のフッ化物を含んでいると信じてしまうこともあります．

> "フッ化物反対者たちは感情に満ちた'脅し'文句を巧妙に使い，有権者たちがフロリデーションの賛否を判断する際に，（有権者たちに）不安，混乱，そして疑惑の感情を引き起こします"

フッ化物反対者たちは感情に満ちた'脅し'文

ワンタッチでフロリデーション
http：//www.ada.org/goto/fluoride
・アメリカ歯科医師会フロリデーション情報源
・オンラインでフロリデーションファクツ
・アメリカ歯科医師会フロリデーション・ニュース
・アメリカ歯科医師会の方針と生命
・他のフロリデーションWebサイトとのリンク

ADA®
アメリカ歯科医師会
www.ada.org

多くのADAの情報源が，いつでもワンタッチで取り出せます．図書や製作物をオンラインで注文しよう．JADA文献を読もう．重要な問題を仲間と議論しよう．認可からX線に至る専門的な内容で役に立つ情報を探そう．ADAの歯科教育アニメを推奨しよう

患者さん向けのお話やゲームもあるよ．内容盛りだくさん．www.ada.orgにさあアクセスだ！

図8 フッ化物のWebページ

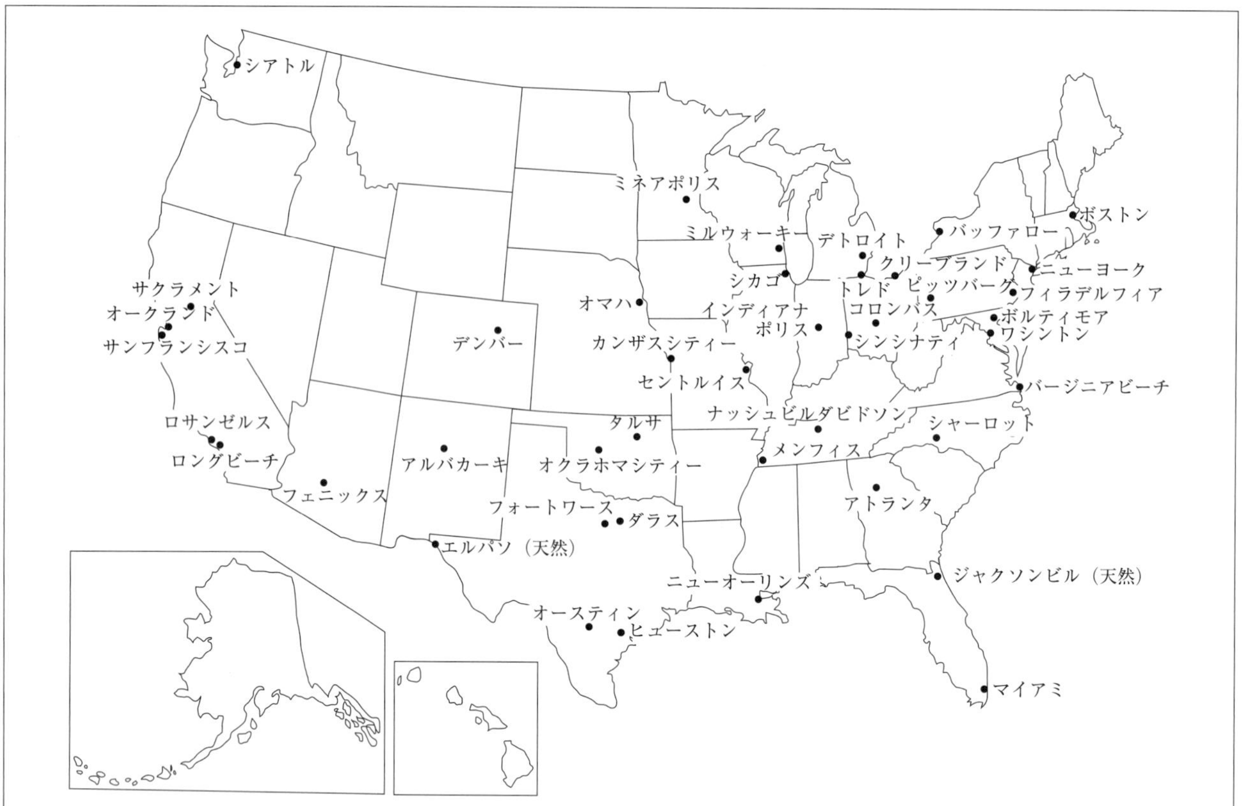

公共政策

図9 米国における50の大都市のうち42都市がフロリデーションを実施しています＊
2都市（フロリダ州ジャクソンビル，テキサス州エルパソ）では天然にフロリデーションの濃度が適切になっています

＊米国歯科医師会と米国疾病予防管理センター口腔保健課による．2005年5月現在

句を巧妙に使い，有権者たちがフロリデーションの賛否を判断する際に，（有権者たちに）不安，混乱，そして疑惑の感情をあおり立てます[343,344]．住民投票での敗北やフロリデーションの中止の例はほとんどの場合，少人数ながらも声高でよく組織化された人たちが投票者たちを混乱に陥れる一方，地域のリーダーに対しては責任者個人としての責任追求をちらつかせて脅します[344]．フロリデーションを否とする最終審を下した裁判所は今までにありませんが，地域のリーダーたちは根拠のない訴訟でさえその弁護費用と時間のかかる告訴という脅しに動揺させられます．また政治的な失脚という恐怖は言うまでもありません．米国歯科医師会（ADA）の知るところでは，地域のリーダーでフロリデーションの支持活動によってその（負の）責任を負されることになったという事例はありません．また，これまでフロリデーションによる何らかの害が実証されたという理由で，中断に追い込まれた例は1つもありません[343～345]．

フロリデーションの導入は，議員，保健関係者あるいは有権者に拠ろうが，最終的には州政府あるいは地方の意志決定者が決めます．フロリデーションは州法，条例あるいは住民投票で制定できます．フロリデーションは連邦政府レベルでは法制化はされていませんが，州レベルや地方レベルで制定されます．他の公衆衛生手段と同様に，たとえフロリデーション実施に反対する個人を押し切ってでも，地域社会は市民の健康と福祉を守る権利と義務があります．

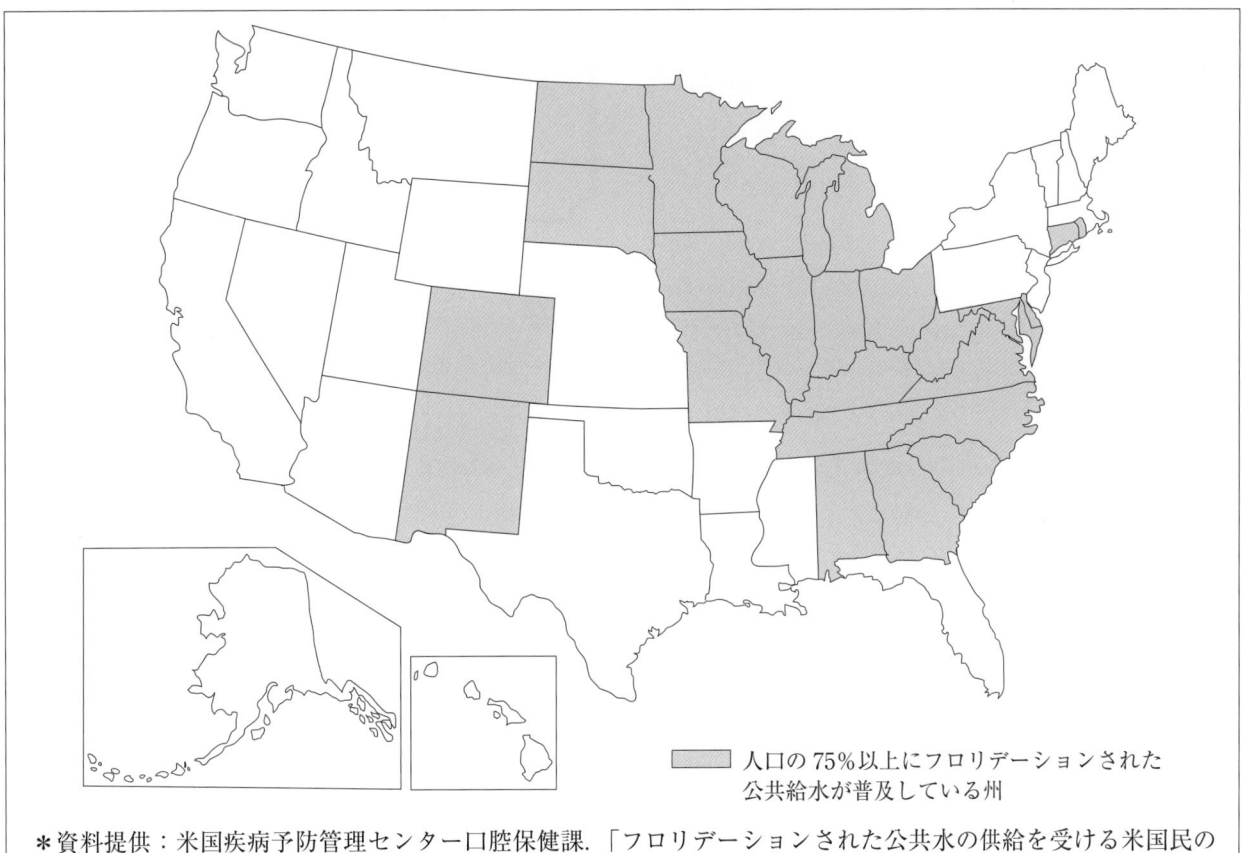

公 共 政 策

▭ 人口の75％以上にフロリデーションされた公共給水が普及している州

＊資料提供：米国疾病予防管理センター口腔保健課．「フロリデーションされた公共水の供給を受ける米国民の割合」2002. http://www2.cdc.gov/nohss/FluoridationV.asp 参照．

図10　各州のフロリデーション状況

人口の75％がフロリデーションされた公共水の供給を受けるという，ヘルシーピープル2010の目標を達成している州＊

> 過去5年間（2000〜2004年）で，36の州において125以上の地域がその居住者にフロリデーションの恩恵を与えることを決定してきました．

フロリデーション表彰事業の一環として，毎年の春に，ADA，米国州歯科管理官協会（ASTDD），CDCの口腔保健課は，米国において最近1年間にフロリデーションを適用した用水設備／地域社会のリストを集めています．このリストはADAのWebサイト http://www.ada.org/goto/fluoride に掲載されています．過去5年間（2000〜2004年）で，36の州において125以上の地域がその居住者にフロリデーションの恩恵を与えることを決定してきました．このような用水設備／地域社会の規模には大きな幅があり，居住者が数千人という地域から1,800万人以上にフロリデーション水を供給する，南カリフォルニア都市圏水管理局（MWD）まであります．

フロリデーション活動の技術的な支援は，ADAのアクセス予防専門家間審議会（Council on Access, Prevention and Interprofessional Relation at the ADA）から利用できます．フロリデーションの更なる支援はADAの法律関連部門，広報部，そして州政府の事業部局から受けることができます．

質問55
水道水フロリデーションは世界の国々で受け入れられていますか？

答　水道水フロリデーションは世界の約60カ国以上で実施され，4億5百万以上の人々にその恩

公共政策

恵を与えています[132].

> "水道水フロリデーションの価値は国際的に認められています.…水道水フロリデーションがこれだけ広く世界中で実施されている中で,副作用についての報告が見られないことは,水道水フロリデーションがいかに安全であるかを示している明らかな証拠にほかなりません"

事実 水道水フロリデーションの価値は国際的に認められています.広範に水道水フロリデーションを実施している国地域は,米国,オーストラリア,ブラジル,カナダ,チリ,コロンビア,アイルランド,イスラエル,マレーシア,ニュージーランド,中華人民共和国(香港だけ),シンガポール,英国です[132].英国とオーストラリアで水道水フロリデーションの徹底的な調査が行われ,その安全性と有効性が支持されています[163, 165, 346].水道水フロリデーションがこれだけ広く世界中で実施している中で,副作用についての報告が見られないことは,水道水フロリデーションがいかに安全であるかを示している明らかな証拠にほかなりません[84, 163~167, 210].WHOと汎(全)アメリカン保健機関(PAHO)は,1964年から水道水フロリデーションの実施を推奨してきました.1994年,WHO専門委員会により,水道水フロリデーションはう蝕予防に有効であり,安全な方法であることが示されました.そして,次のようにも表現されています."上水道設備のある地域において,水道水フロリデーションはすべての人々に最も高い効果を与える,最もすばらしいう蝕予防手段です.個人として積極的に努力しなくても,すべての社会階層の人々がその恩恵を受ける方法です."[138] しかし,世界の多くの地域では水道水フロリデーションは実施困難であり,その優先順位は高くありません.それはその国々に上水道設備がないからです.また,他に生命を脅かすもっと大きな問題が存在し,その上,水道水フロリデーション実施のための訓練を受けた技師の不在ならびに十分な資金と維持管理費の不足によります.

質問 56
水道水フロリデーションはヨーロッパで禁止されていますか?

答 水道水フロリデーションを禁止している国はヨーロッパには1つもありません.

事実 水道水フロリデーションはヨーロッパの国々で禁止されているとの主張を,フロリデーション反対者はよく使います.ヨーロッパの国々は「1980年のヨーロッパ水質指導委員会」で水質条例を作成しています.指導委員会はフッ化物を含めて,多くの物質の最大許容濃度を規定しています.指導委員会は,フロリデーションを要求も禁止もしていません.ただし,フッ化物濃度が許容量を超えないように求めただけです[347].

東ヨーロッパと中央ヨーロッパで実施されていた多くの水道水フロリデーションシステムは,正しく機能していませんでした.1989~1990年に鉄のカーテンに幕が降ろされると水道水フロリデーションが中止になったのです.それは設備が時代遅れで,水道水フロリデーションの利益について関係者の知識が不足していたからです[348].なお,水源が多くて水の配給システムが複雑なので,多くのヨーロッパの国々にとって水道水フロリデーションは実用的な方法ではありません.水道水フロリデーションの代用として,ヨーロッパの国々では食塩フロリデーションとフッ化物配合歯磨剤を選んできました.

スイスのバーゼル市はその一例になります.バーゼル市が2003年にフロリデーションを止めることを決議した際,水道水フロリデーション反対者たちは大勝利を収めたと言い張りました.実際のところは,バーゼル市は食塩フロリデーションと水道水フロリデーションを併用する唯一の都市でした.1990年代半ばになると,バーゼル市で販売されるフッ化物調整食塩の流入を防いできた流通に支障が生じたため,まもなくバーゼル市民は飲料水と食塩の両方

公 共 政 策

からフッ化物を摂取していることが明らかになりました．行政府は食塩フロリデーションの有効利用を考慮して，2003年に水道水フロリデーションを止める決議を下しました．バーゼル市は全身的フッ化物利用を止めたのではありません．当局は単に別のフロリデーションの手段——食塩フロリデーションという手段を選んだに過ぎません[349]．

💧質問14参照

> ヨーロッパで，水道水フロリデーションを"禁止している"国は1つもありません．

繰り返しますが，ヨーロッパで，特に水道水フロリデーションを"禁止している"国は1つもありません．水道水フロリデーションが少ないのは，いろんな技術的，法的，経済的ならびに政治的な理由にすぎません．

保健専門機関が，推奨する水道水フロリデーションに反対する政治的な行動があるからといって，これをもって国が水道水フロリデーションを否定していると解釈するべきではありません．たとえば，水道水フロリデーションを実施していないスウェーデンとオランダ両国でもう蝕予防方策として，水道水フロリデーションに対するWHOの推奨を支持しています．フッ化物配合歯磨剤の使用に加えて，フッ化物洗口剤とフッ化物サプリメントの使用を支持しています[138,350]．

費用対効果

質問57
水道水フロリデーションは費用対効果の高いう蝕予防方法ですか？

答 はい．水道水フロリデーションは社会経済状態に関係なく，米国において重要な，生涯を通じたう蝕予防効果があり，また費用対効果の高いう蝕予防手段です [97, 103, 104, 351～353]．

事実 水道水フロリデーションにかかる費用は以下の要因により，各地域で異なります [354]．

1. 地域の規模（給水人口）
2. 上水道へのフッ化物注入箇所
3. フッ化物濃度調節用機器の数と種類
4. 注入フッ化物量と種類と価格，ならびにフッ化物の運搬と保管費用
5. 上水道施設従業員の専門的知識

米国での水道水フロリデーションの年間経費は，大都市地域では一人当たり約50セントで小規模地域では約3ドルと推計されています [355]．

> "大半の都市では，水道水フロリデーションへ1ドルを投資することで歯科治療費38ドルを節減できます．"

水道水フロリデーションを生涯使用した場合の一人当たりの費用は，歯1本分の充塡治療費より少ないと計算できます．歯科疾患治療費は住民が負担しています．治療を必要とする患者さんだけではなく，地域全体がより高い健康保険割増料と課税を被ります．大半の都市においては，水道水フロリデーション1ドルを投資することで歯科治療費38ドルを節減できます [355]．う蝕の減少による歯科医療費の削減は，多少なりとも地域社会のすべての人々に口腔保健の向上と，費用削減をもたらすことができる手段です．医療費が増大する状況にあっても，水道水フロリデーションは最小のコストで地域住民に利益を与える予防方法として存在しています [25]．水道水フロリデーションは，費用節減となる公衆衛生手段です．

学校でのう蝕予防活動（フッ化物洗口やフッ化物錠剤プログラムのような），専門家の行うフッ化物局所応用や歯科保健教育は有用なものですが，しかし水道水フロリデーションのような費用対効果の高い方法とは認められません [351]．水道水フロリデーションは，都市に水道設備が完備している米国とその他の国々で，費用対効果が最も高く，かつ現実的とされるう蝕予防方法です [17, 97, 104, 355]．

（訳注）日本の上水道設備の普及率は97％と世界のトップグループですが，水道水フロリデーションを実施する条件は整っているにもかかわらず，その普及率はゼロなのです．

フッ化物のう蝕抑制効果のために，水道水フロリデーションを行っている地域では，歯科修復治療の必要度は決まって低い状態です．そのため，水道水フロリデーション地域の住民の一生涯の歯科修復治

療費は少ないことが予想されます．1989年に開催された保健経済学者のワークショップで，以下のような結論が出されました．水道水フロリデーションの費用は，う蝕予防される1歯面あたり3.35ドルかかりますが，"水道水フロリデーションは，それに要する費用よりもより多額を節約できる数少ない公衆衛生的予防法の1つなのです[355]．"米国の歯科医によって2歯面のアマルガム充塡平均治療費が101.94ドル*であるとことを考えれば，水道水フロリデーションはかなりの費用節減ができることは明らかです[356]．

ルイジアナ州で行われた研究では，フロリデーションをされていない地域に住むメディケード（Medicaid：政府管掌貧困者保険制度）適用対象児（1～5歳）は，フロリデーションをされた地域に住む同じメディケード適用同年齢児と比較して，歯科受診率は3倍も高く，一人当たりの歯科治療費は約2倍高かったのです．フロリデーションに加えて，この研究では対象地区の平均収入，人口ならびに歯科医師数も考慮にいれています[358]．

> "水道水フロリデーションの経済的重要性は，治療時に支払う治療費だけでなく，健康局，地域保健診療所，健康保険割増し料，あるいは医療プログラムを支える軍やその他の公共によって提供されるサービスを通して，治療を受けていない一般大衆からも徴収されているという事実から強調できます．"

水道水フロリデーションの経済的重要性は，治療時に支払う治療費だけでなく，健康局，地域保健診療所，健康保険割増し料，あるいは医療プログラムを支える軍やその他の公共によって提供されるサービスを通して，治療を受けていない一般大衆からも徴収されるという事実から強調できます[103]．

う蝕予防の間接的利益は次の通りです．
・歯痛からの解放
・より積極的な自己表現ができる
・歯の喪失の減少
・歯の喪失が原因の不正咬合症例の減少
・根管治療対象歯の減少
・入れ歯，ブリッジ，インプラントの必要度の減少
・歯痛や歯科治療による通学や通勤時間損失の減少

これらはつかみどころがなく，その利益を経済的に換算することは難しいことですが，しかし，とても重要なことなのです[97,257]．

*調査データは，いかなるやり方でも治療費を設定するものとして解釈されるべきではなく，またその目的に使われるべきではありません．歯科医は治療内容と受容を考慮して，その費用を設定しなければなりません．

質問 58
飲料用には僅かしか使用しないのに，上水道系全体にフロリデーションを実施するのはなぜですか？

答 個別に飲用する水だけを処理するよりも，上水道系全体のフロリデーションを実施する方がより現実的です．

事実 飲用水のみのフロリデーションは技術的に難しく，まず不可能です．かえって費用が高くつきます．塩素消毒，水の硬度軟化，あるいは種々処理された公共水は，芝生に水をまいたり，洗車や工業用にも使用されています．地域上水道のフロリデーション費用は，一人当たりに換算すると非常に安いのです．そのため，すべての上水道のフロリデーションは現実的な方法です．

米国では，水の安全処理に40種以上の化学物質／添加剤を用いますが，フッ化物はその1つにすぎないのです．大多数の処理剤は，臭気や味の改善，自然な濁り防止や衣服と陶磁器への着色を防ぐために，審美性と利便性の点から添加されています[36]．

米国水道協会（AWWA），国際的な非営利の科学および教育団体は，飲料水の水質とその供給の向上に努力してきました．そして公共上水道のフロリデーション実施を支持しています[357]．

🔗 質問44参照

> ### 実施要請（CALL TO ACTION）
>
> 2003年春，公衆衛生局長官R.H.カルモナは，口腔保健推進の国家実施要請（National Call to Action to Promote Oral Health）を刊行しました．そのレポートは，沈黙に対して力強い声を上げる警鐘でした．政策決定者，地域のリーダー，民間産業，保健医療専門家，メディア，一般市民に，口腔の健康は全身の健康と快適な生活に重要だと確約し，行動を起こすことを呼びかけるものでした．
>
> フロリデーションのような予防介入の有効性は，説得力をもって示され続けており，すでに24州において，2010年までに到達すべき国家健康目標である75％以上でフロリデーションは実施されています．目標21-9では明確に，上水道が普及している米国民の少なくとも75％が，2010年までにフロリデーション水の利益を受けるべきだとしています．
>
> 地方や州でのフロリデーションの努力はより一層促進され，フロリデーションの利益のコミュニケーションを共有した政府機関，組織，個人の努力によって，米国のヘルシーピープル2010の目標値は達成されます．
>
> フロリデーションの技術的援助は，ADAのアクセス予防専門家間審議会（Council on Access, Prevention and Interprofessional Relation at the ADA）から利用することが可能です．フロリデーションのさらなる支援は，ADAの法律部門，コミュニケーション部門，州政府事務局から得られます．

REFERENCES

1) Centers for Disease Control and Prevention. Ten great public health achievements-United States, 1990 – 1999. MMWR 1999 ; 48 (12) : 241 – 3.
2) Centers for Disease Control and Prevention. Fluoridation of drinking water to prevent dental caries. MMWR 1999 ; 48 (41) : 933 – 40.
3) Operational policies and recommendations regarding community water fluoridation (*Trans.* 1997 : 673).
4) ADA statement commemorating the 60th anniversary of community water fluoridation. 2005.
5) US Department of Health and Human Services, Public Health Service. Surgeon General statment on community water fluoridation. Washington, DC ; December 3, 2001.
6) McKay FS. Mottled enamel : the prevention of its further production through a change of the water supply at Oakley, Ida. J Am Dent Assoc 1993 ; 20 (7) : 1137 – 49.
7) McClure FJ. Water fluoridation : the search and the victory. Bethesda, Maryland : National Institute of Dental Research ; 1970.
8) Smith MC, Lantz EM, Smith HV. The cause of mottled enamel, a defect of human teeth. niversity of Arizona, College of Agriculture, Agriculture Exp. Station. Technical Bulletin 32 1931 : 253 – 82.
9) Churchill HV. The occurrence of fluorides in some waters of the United States. J Am Water Works Assoc 1931 ; 23 (9) : 1399 – 1407.
10) Dean HT. Chronic endemic dental fluorosis. JAMA 1936 ; 107 (16) : 1269 – 73.
11) Dean HT. Endemic fluorosis and its relation to dental caries. Public Health Rep 1938 ; 53 (33) : 1443 – 52.
12) Dean HT, Arnold FA, Elvove E. Domestic water and dental caries. Public Health Rep 1942 ; 57 (32) : 1155 – 79.
13) Cox GJ, Matuschak MC, Dixon SF, Dodds ML, Walker WE. Experimental dental caries IV. Fluorine and its relation to dental caries. J. Dent Res 1939 ; (57) : 481 – 90.
14) Dean HT, Arnold Jr FA, Knutson JW. Studies on mass control of dental caries through fluoridation of the public water supply. Public Health Rep 1950 ; 65 (43) : 1403 – 8.
15) Ast DB, et al. Newburgh-Kingston caries-fluorine study : final report. J Am Dent Assoc 1956 ; 52 (3) : 290 – 325.
16) Brown HK, Poplove M. The Brantford-Samia Stratford fluoridation caries study : final survey, 1963. Med Serv J Can 1965 ; 21 (7) : 450 – 6.
17) US Department of Health and Human Services. For a healthy nation : returns on investment in public health. Wahington, DC : US Government Printing Office ; August 1994.
18) US Department of Health and Human Services, Public Health Service. Surgeon General statement on community water fluoridation. Washington, DC ; December 14, 1995.
19) US Department of Health and Human Services. Healthy People 2010. 2nd ed. With understanding and improving health and objectives for improving health. 2 vols. Washingon, DC : US Government Printing Office ; November 2000.
20) US Department of Health and Human Services. Oral health in America : a report of the Surgeon General. Rockville, MD : US Department of Health and Human Services, National Institute of Dental and Craniofacial Research, National Institutes of Health ; 2000.
21) Burt BA. Fluoridation and social equity. J Public Health Dent 2002 ; 62 (4) : 195 – 200.
22) Slade GD, Spencer AJ, Davies MJ, Stewart JF. Influence of exposure to fluoridated water on socioeconomic inequalities in children's caries experience. Community Dent Oral Epidemiol 1996 ; 24 : 89 – 100.
23) Riley JC. Lennon MA. Ellwood RP. The effect of water fluoridation and social inequalities on dental caries in 5-year-old children. Int Epidemiol 1999 ; 28 : 300 – 5.
24) Jones CM, Worthington H. The relationship between water fluoridation and socioeconomic deprivation on tooth decay in 5-year-old children. Br Dent J 1999 ; 186 (8) : 397 – 400.
25) U.S. Department of Health and Human Services. A

REFERENCES

national call to action to promote oral health. US Department of Health and Human Services, Public Health Service, Centers for Disease Control and Prevention and the National Institutes of Health, National Institute of Dental and Craniofacial Research. NIH Pub. No. 03–5303. Rockville, MD ; May 2003.

26) Horowitz HS. The effectiveness of community water fluoridation in the United States. J Public Health Dent 1996 ; 56 (5) (Spec Iss) : 253–8.

27) Milgrom P, Reisine S. Oral health in the United States : the post-fluoride generation. Ann Rev Public Health 2000 ; 21 : 403–36.

28) Newbrun E. Effectiveness of water fluoridation. J Public Health Dent 1989 ; 49 (5) : 279–89.

29) Brunelle JA, Carlos JP. Recent trends in dental caries in U.S. children and the effect of water fluoridation. J Dent Res 1990;69(Spec Iss):723–7.

30) American Dental Association, Council on Access Prevention and Interprofessional Relations. Caries diagnosis and risk assessment : a review of preventive strategies and management. J Am Dent Assoc 1995 ; 126 (Suppl) .

31) Mariri BP, Levy SM, Warren JJ, Bergus GR, Marshall TA, Broffitt B. Medically administered antibiotics, dietary habits, fluoride intake and dental caries experience in the primary dentition. Community Dent Oral Epidemiol 2003 ; 31 : 40–51.

32) Dye BA, Shenkin JD, Odgen CL, Marshall TA, Levy SM, Kanellis MJ. The relationship between healthful eating Practices and dental caries in children aged 2–5 years in the United States, 1988–1944. J Am Dent Assoc 2004 ; 135 : 55–66.

33) Tinanoff N, Palmer CA. Dietary determinants of dental caries and dietary recommendations for preschool children. J Public Health Dent 2000 ; 60 (3) : 197–206.

34) National Oral Health Surveillance System. Water supply statistics 2002. Available at ⟨http://www.cdc.gov/nohss/FSSupplyStats.htm⟩. Accessed April 18, 2005.

35) City of Chicago, Department of Water Management, Bureau of Water Supply, Water Quality Division, Water Purification Laboratories. Comprehensive chemical analysis, March 2005. Available at ⟨http://egov.cityofchicago.org/webportal/COCWebPortal/COC_ATTACH/march2005.pdf⟩. Accessed May 23, 2005.

36) US Department of Health and Human Services, Centers for Disease Control, Dental Disease Prevention Activity. Water fluoridation : a manual for engineers and technicians. Atlanta ; September 1986.

37) Thompson TG, Taylor HJ. Determination and occurrence of fluorides in sea water. Industrial Engineering Chem March 15, 1933.

38) Bell ME, Ludwig TG. The Supply of fluorine to man : 2. Ingestion from water. In : Fluorides and human health. World Health Organization Monograph Seires No. 59. Geneva ; 1970 : 18.

39) Safe Drinking Water Committee, National Research Council. Drinking water and health. National Academy of Sciences. Washington, DC ; 1977.

40) Largent E. The supply of fluorine to man : 1. Introduction. In : Fluorides and human health. World Health Organization Monograph Series No. 59. Geneva ; 1970 : 17–8.

41) Levy SM, Kiritsy MC, Warren JJ. Sources of fluoride intake in children. J Public Health Dent 1995 ; 55 (1) : 39–52.

42) Newbrun E. Fluorides and dental caries, 3rd ed. Springfield, Illinois : Charies C. Thomas, publisher ; 1986.

43) Lambrou D, Larsen MJ, Fejerskov O, Tachos B. The effect of fluoride in saliva on remineralization of dental enamel in humans. Caries Res 1981 ; 15 : 341–5.

44) Newbrun E. Systemic benefits of fluoride and fluoridation. J Public Health Dent 2004 ; 64 (Spec Iss) : 35–9.

45) Featherstone JD. The science and practice of caries prevention. J Am Dent Assoc 2000 ; 131 : 887–99.

46) Featherstone JD. Fluoridation works. Letter to the editor. The Salt Lake Tribune. November 3, 2000.

47) Backer-Dirks O, Kunzel W, Carlos JP. Caries-preventive water fluoridation. In : Progress in caries prevention. Ericsson Y, ed. Caries Res 1978 ; 12 (Suppl 1) : 7–14.

48) Silverstone LM. Remineralization and enamel

caries : new concepts. Dent Update 1993 ; May : 261-73.
49) Featherstone JD. The mechanism of dental decay. Nutrition Today 1987 ; May-Jun : 10-6.
50) Fejerskov O, Thylstrup A, Larsen MJ. Rational use of fluorides in caries prevention. Acta Odontol Scan 1981 ; 39 : 241-9.
51) Silverstone LM, Wefel JS, Zimmerman BF, Clarkson BH, Featherstone MJ. Remineralization of natural and artificial lesions in human dental enamel in vitro. Caries Res 1981 ; 15 : 138-57.
52) Hargreaves JA. The level and timing of systemic exposure to fluoride with respect to caries resistance. J Dent Res 1992 ; 71 (5) : 1244-8.
53) Singh KA, Spencer AJ, Armfield BA. Relative effects of pre- and posteruption water fluoride on caries experience of permanent first molars. J Public Health Dent 2003 ; 63 (1) : 11-19.
54) Singh KA, Spencer AJ. Relative effects of pre- and post-eruption water fluoride on caries experience by surface type of permanent first molars. Community Dent Oral Epidemiol 2004 ; 32 : 435-46.
55) US Department of Health, Education and Welfare, Public Health Service. Public Health Service drinking water standards. Washington, DC. Revised 1962.
56) US Environment Protection Agency, Ground Water and Drinking Water. Consumer confidence reports : final rule. Available at 〈http://www.epa.gov/ogwdw000/ccr/ccrfact.html〉. Accessed April 28, 2005.
57) US Environment Protection Agency, Ground Water and Drinking Water. Local drinking water information. Available at 〈http://www.epa.gov/safewater/dwinfo/index.html〉. Accessed April 28, 2005.
58) Centers for Disease Control and Prevention, Oral Health Resources. My water's fluoride. Available at 〈http://www.apps.nccd.cdc.gov/MWF/Index.asp〉. Accessed April 28, 2005.
59) Environmental Protection Agency. private drinking water wells. Available at 〈http://www.epa.gov/safewater/privatewells/index2.html〉. Accessed May 8, 2005.
60) American Water Works Association. AWWA standard for sodium fluoride (ANSI/AWWA B701-99), March 1, 2000 ; AWWA standard for sodium fluorosilicate (ANSI/AWWA B702-99), March 1, 2000 and AWWA standard for fluorosilicic acid (ANSI/AWWA B703-00), September 1, 2000.
61) Maier FJ. Manual of water fluoridation practice. New York : MacGraw-Hill Book Company, Inc. ; 1963.
62) Horowitz HS. Letter to the editor. Am J Public Health 1997 ; 87 (7) : 1235-6.
63) Arnold FA Jr., Likins RC, Russell AL, Scott DB. Fifteenth year of the Grand Rapids fluorication study. J Am Dent Assoc 1962 ; 65 : 780-5.
64) Ast DB, Fitzgerald B. Effectiveness of of water fluoridation. J Am Dent Assoc 1962 ; 65 : 581-7.
65) Blayney JR, Hill IN. Fluorine and dental caries : findings by age group. J Am Dent Assoc 1967 ; 74 (2) (Spec Iss) : 246-52.
66) Jackson D, James PM, Thomas FD. Fluoridation in Anglesey 1983 : a clinical study of dental caries. Br Dent J 1985 ; 158 (2) : 45-9.
67) Jackson D. Has the decline of dental caries in English children made water fluoridation both unnecessary and uneconomic? Br Dent J 1987 ; 162 (5) : 170-3.
68) Selwitz RH, Nowjack-Raymer RE, Kingman A, Driscoll WS. Dental caries and dental fluorosis among schoolchildren who were lifelong residents of communities having either low or optimal levels of fluoride in drinking water. J Public Health Dent 1998 ; 58 (1) : 28-35.
69) Jones CM, Taylor GO, Whittle JE, Evans D, Trotter DP. Water fluoridation, tooth decay in 5 year olds, and social deprivation measured by the Jarman score : analysis of data from British dental surveys. BMJ 1997 ; 315 : 514-7.
70) Murray JJ. Efficacy of preventive agents for dental caries. Caries Res 1993 ; 27 (Suppl 1) : 2-8.
71) Ripa LW. A half-century of community water fluoridation in the United States : review and commentary. J Public Health Dent 1993 ; 53 (1) : 17-44.
72) Evans DJ, Rugg-Gunn AJ, Tabari ED, Butler T. The effect of fluoridation and social class on caries experience in 5-year-old Newcastle children in 1994

REFERENCES

compared with results over the previous 18 years. Comm Dent Health 1996 ; 13 : 5 – 10.

73) Ismail AI. Prevention of early childhood caries. Community Dent Oral Epidemiol 1998 ; 26 (Suppl 1) : 49 – 61.

74) NIH consensus statement 2001. Diagnosis and management of dental caries throughout life. March 26 – 28 ; 18 (1) : 1 – 30.

75) Centers for Disease Control and Prevention. Promoting oral health : interventions for preventing dental caries, oral and pharyngeal cancers, and sport-related craniofacial injuries : a report on recommendations of the Task Force on Community Preventive Services. MMWR 2001 ; 50 (No. RR – 21) : 1 – 12.

76) Task Force on Community Preventive Services. Recommendations on selected interventions to prevent dental caries, oral and pharyngeal cancers, and sports-related craniofacial injuries. Am J Prev Med 2002 ; 23 (1S) : 16 – 20.

77) Truman BI, Gooch BF, Sulemana I, Gift HC, Horowitz AM, Evans, Jr CA, Griffin SO, Carande-Kulis VG. Task Force on Community Preventive Services. Reviews of evidence on interventions to prevent dental caries, oral and pharyngeal cancers, and sports-related craniofacial injuries. Am J Prev Med 2002 ; 23 (1S) : 21 – 54.

78) Gooch BF, Truman BI, Griffin SO, Kohn WG, Sulemana I, Gift HC, Horowitz AM, Evans, Jr CA. A comparison of selected evidence on interventions to prevent dental caries, oral and pharyngeal cancers, and sports-related craniofacial injuries. Am J Prev Med 2002, 23 (1S) : 55 – 80.

79) Spencer AJ, Slade GD, Davies M. Water fluoridation in Australia. Comm Dent Health 1996 ; 13 (Suppl 2) : 27 – 37.

80) Gray MM, Davies-Slowick J. Changes in the percentage of 5-year-old children with no experience of decay in Dudley towns since the implemtation of fluoridation schemes in 1987. Br Dent J 2001 ; 190 (1) : 30 – 2.

81) Lee M, Dennison PJ. Water fluoridation and dental caries in 5- and 12-year-old children from Canterbury and Wellington. New Zealand Dent J 2004 ; 100 (1) : 10 – 15.

82) Gillcrist JA, Brumley DE. Community fluoridation status and caries experience in children. J Public Health Dent 2001 ; 61 (3) : 168 – 71.

83) Jones CM, Worthington H. Water fluoridation, poverty and tooth decay in 12-year-old children. J Dent 2000 ; 28 : 389 – 93.

84) US Department of Health and Human Services, Public Health Service. Review of fluoride : benefits and risks. Report of the Ad Hoc Subcommittee on Fluoride. Washington, DC ; February 1991.

85) Lewis DW, Banting DW. Water fluoridation : current effectiveness and dental fluorosis. Community Dent Oral Epidemiol 1994 ; 22 : 153 – 8.

86) Griffin SO, Gooch BF, Lockwood SA, Tomar SL. Quantifying the diffused benefit from water fluoridation in the United States. Community Dent Oral Epidemiol 2001 ; 29 : 120 – 9.

87) National Institute of Dental Research. Statement on effectiveness of water fluoridation. Bethesda ; December 1989.

88) Lemke CW, Doherty JM, Arra MC. Controlled fluoridation : the dental effects of discontinuation in Antigo, Wisconsin. J Am Dent Assoc 1970 ; 80 : 782 – 6.

89) Stephen KW, McCall DR, Tullis JI. Caries prevalence in northern Scotland before, and 5 years after, water defluoridation. Br Dent J 1987 ; 163 : 324 – 6.

90) Attwood D, Blinkhorn AS. Dental health in schoolchildren 5 years after water fluoridation ceased in south-west Scotland. Int Dent J 1991 ; 41 (1) : 43 – 8.

91) Burt BA, Eklund SA, Loesche WJ. Dental benefits of limited exposure to fluoridated water in childhood. J Dent Res 1986 ; 61 (11) : 1322 – 5.

92) Way RM. The effect on dental caries of a change from a naturally fluoridated to a fluoride-free communal water. J Dent Child 1964 ; 31 : 151 – 7.

93) Kunzel W, Fischer T. Caries prevalence after cessation of water fluoridation in La Salud, Cuba. Caries Res 2000 ; 34 (1) : 20 – 5.

94) Seppa L, Hausen H, Karkkainen S, Larmas M. Caries occurrence in a fluoridated and a nonfluoridated town in Finland : a retrospective study using longitudinal data from public dental records. Caries Res 2002 ; 36 (5) : 308 – 14.

95) Kunzel W, Fischer T, Lorenz R, Bruhmann S. Decline of caries prevalence after the cessation

of water fluoridation in the former East Germany. Community Dent Oral Epidemiol 2000 ; 28 (5) : 382 – 9.
96) Kalsbeek H, Kwant GW, Groeneveld A, Dirks OB, van Eck AA, Theuns HM. Caries experience of 15-year-old children in The Netherlands after discontinuation of water fluoridation. Caries Res 1993 ; 27 (3) : 201 – 5.
97) US Department of Health and Human Services, Public Health Service. Toward improving the oral health of Americans : an overview of oral status, resources on health care delivery. Report of the United States Public Health Service Oral Health Coordinating Committee. Washington, DC ; March 1993.
98) Niessen LC, Weyant RJ. Causes of tooth loss in a veteran population. J Public Health Dent 1989 ; 49 (1) : 19 – 23.
99) Phipps KR, Stevens VJ. Relative contribution of caries and periodontal disease in adult tooth loss for an HMO dental population. J Public Health Dent 1995 ; 55 (4) : 250 – 2.
100) Griffin SO, Griffin PM, Swann JL, Zlobin N. Estimating rates of new root caries in older adults. J Dent Res 2004 ; 83 (8) : 634 – 8.
101) Gift HC. Oral health outcomes research : Challenges and opportunities. In Slade GD, ed., Measuring Oral Health and Quality of Life. Chapel Hill, NC : Department of Dental Ecology, University of North Carolina 1997 : 25 – 46.
102) Centers for Medicare & Medicaid Services, Office of the Actuary, National Health Statistics. Table 10 : Expenditures for health services and supplies under public programs, by type of expenditure and program : calendar year 2003.
103) White BA, Antczak-Bouckoms AA, Weinstein MC. Issues in the economic evaluation of community water fluoridation. J Dent Educ 1989 ; 53 (11) : 646 – 57.
104) Garcia AI. Caries incidence and costs of prevention programs. J Public Health Dent 1989 ; 49 (5) : 256 – 71.
105) Brustman BA. Impact of exposure to fluoride-adequate water on root surface caries in elderly. Gerodontics 1986 ; 2 (6) : 203 – 7.
106) Burt BA, Ismail AI, Eklund SA. Root caries in an optimally fluoridated and a high-fluoride community. J Dent Res 1986 ; 65 (9) : 1154 – 8.
107) Brown LJ, Wall TP, Lazar V. Trends in caries among adults 18 to 45 years old. J Am Dent Assoc 2002 ; 133 (7) : 827 – 34.
108) Mellberg JR, Ripa LW. Fluoride in preventive dentistry : theory and clinical applications. Chicago : Quintessence ; 1983 : 41 – 80.
109) McGuire S. Areview of the impact of fluoride on adult caries. J Clin Dent 1993 ; 4 (1) : 11 – 13.
110) Grembowski D, Fiset L, Spadafora A. How fluoridation affects adult dental caries : systemic and topical effects are explored. J Am Dent Assoc 1992 ; 123 : 49 – 54.
111) Stamm JW, Banting DW, Imrey PB. Adult root caries survey of two similar communities with contrasting natural water fluoride levels. J Am Dent Assoc 1990 ; 120 : 143 – 9.
112) Newbrun E. Prevention of root caries. Gerodont 1986 ; 5 (1) : 33 – 41.
113) Brown LJ, Winn DM, White BA. Dental caries, restoration and tooth conditions in U.S. adults, 1988 – 1991. J Am Dent Assoc 1996 ; 127 : 1315 – 25.
114) Papas AS, Joshi A, MacDonald SL, Maravelis-Splagounias L, Pretara-Spanedda P, Curro FA. Caries prevalence in xerostomic individuals. J Can Dent Assoc 1993 ; 59 (2) : 171 – 9.
115) Jones JA. Root caries : Prevention and chemotherapy. Am J Dent 1995 ; 8 (6) : 352 – 7.
116) Wiktorsson A, Martinsson T, Zimmerman M. Salivary levels of lactobacilli, buffer capacity and salivary flow rate related to caries activity among adults in communities with optimal and low water fluoride concentrations. Swed Dent J 1992 ; 16 : 231 – 7.
117) Anusavice KJ. Treatment regimens in preventive and restorative dentistry. J Am Dent Assoc 1995 ; 126 : 727 – 43.
118) Hopcraft MS, Morgan MV. Exposure to fluoridated drinking water and dental caries experience in Australian army recruits, 1996. Comm Dent Oral Epidemiol 2003 ; 31 (1) : 68 – 74.
119) Horowitz HS. The future of water fluoridation and other systemic fluorides. J Dent Res 1990 ; 69 (Spec Iss) : 760 – 4.

REFERENCES

120) Driscoll WS. The use of fluoride tablets for the prevention of dental caries. In : International workshop on fluorides and dental caries prevention. Baltimore, University of Maryland ; 1974 : 25-111.
121) Aasenden R, Peebles TC. Effects of fluoride supplementation from birth on human deciduous and permanent teeth. Arch Oral Biol 1974 ; 19 : 321-6.
122) Margolis FJ, Reames HR, Freshman E, Macauley CD, Mehaffey H. Fluoride : ten year prospective study of deciduous and permanent dentition. Am J Dis Child 1975 ; 129 : 794-800.
123) Institute of Medicine, Food and Nutrition Board. Dietary reference intakes for calcium, phosphorus, magnesium, vitamin D and fluoride. Report of the Standing Committee on the Scientific Evaluation of Dietary Reference Intakes. Washington, DC : National Academy Press ; 1997.
124) Horowitz HS. The role of dietary fluoride supplements in caries prevention. J Public Health Dent 1999 ; 59 (4) : 205-10.
125) Preface : Dosage Schedule for Dietary Fluoride Supplements. J Public Health Dent 1999 ; 59 (4) : 203-4.
126) Levy SM, Guha-Chowdhury N. Total fluoride intake and implications for dietary fluoride supplementation. J Public Health Dent 1999 ; 59 (4) : 211-23.
127) Arnold FA, McClure FJ, White CL. Sodium fluoride tablets for children. Dental Progress 1960 ; 1 (1) : 8-12.
128) Hamasha AA, Levy SM, Broffitt B, Warren JJ. Patterns of dietary fluoride supplement use in children from birth to 96 months of age. J Public Health Dent 2005 ; 65 (1) : 7-13.
129) Levy SM, Warren JJ, Broffitt B. Patterns of fluoride intake from 36 to 72 months of age. J Public Health Dent 2003 ; 63 (4) : 211-20.
130) Levy SM, Warren JJ, Davis CS, Kirchner HL, Kanellis MJ, Wefel JS. Patterns of fluoride intake from birth to 36 months. J Public Health Dent 2001 ; 61 (2) : 70-7.
131) Newbrun E. Systemic fluorides : an overview. J Can Dent Assoc 1980 ; 1 : 31-7.
132) The British Fluoridation Society, The UK Public Health Association The British Dental Association, The Faculty of Public Health of the Royal College of Physicians. One in a million—the facts about water fluoridation. Manchester, England ; 2004. Available at 〈http://www.bfsweb.org/onemillion.html〉. Accessed May 23, 2005.
133) Estupinan-Day S. International perspective and practical applications on fluorides and fluoridation. J Public Health Dent 2004 ; 64 (Spec Iss 1) : 40-3.
134) Horowitz HS. Decision-making for national programs of community fluoride use. Community Dent Oral Epidemiol 2000 ; 28 : 321-9.
135) Marthaler TM, Mejía R, Viñes JJ. Caries-preventive salt fluoridation. Caries Res 1978 ; 12 (Suppl 1) : 15-21.
136) Kunzel W. Systemic use of fluoride-other methods : salt, sugar, milk, etc. Caries Res 1993 ; 27 (Suppl 1) : 16-22.
137) Estupinan-Day SR, Baez R, Horowitz H, Warpeha R, Sutherland B, Thamer M. Salt fluoridation and dental caries in Jamaica. Community Dent Oral Epidemiol 2001 ; 29 (4) : 247-52.
138) World Health Organization. Fluorides and oral health. Report of a WHO Expert Committee on Oral Health Status and Fluoride Use. WHO Technical Report Series 846. Geneva ; 1994.
139) Bergmann KE, Bergmann RL. Salt fluoridation and general health. Adv Dent Res 1995 ; 9 (2) : 138-43.
140) Chobanian AV, Bakris GL, Black HR, Cushman WC, Green LA, Izzo JL Jr, Jones DW, Materson BJ, Oparil S, Wright JT Jr, Roccella EJ. Joint National Committee on Prevention, Detection, Evaluation, and Treatment of High Blood Pressure. National Heart, Lung, and Blood Institute ; National High Blood Pressure Education Program Coordinating Committee. Seventh report of the joint national committee on prevention, detection, evaluation, and treatment of high blood pressure. Hypertension 2003 ; 42 (6) : 1206-52.
141) World Health Organization. Development of a milk fluoridation scheme for prevention of dental caries-preliminary assessment of feasibility. Geneva ; 2001.
142) Pakhomov GN. Objective and review of the international milk fluoridation program. Adv Dent

Res 1995 ; 9 (2) : 110-1.
143) Burt BA, Marthaler TM. Fluoride tablets, salt fluoridation and milk fluoridation. In : Fluoride in Dentistry, 2nd ed. Fejerskov O, Ekstand J and Burt B, eds. Munksgaard, Copenhagen ; 1996 : 291-310.
144) Lindemeyer RG, Fitz LG, and Pikarski JD. Fluoride : surprising factors in bottled water. Penn Dent J (Phila) 1996 ; 63 (1) : 13-7.
145) Van Winkle S, Levy SM, Kiritsy MC, Heilman JR, Wefel JS and Marshall T. Water and formula fluoride concentrations : significance for infants fed formula. Pediatr Dent 1995 Jul-Aug ; 17 (4) : 305-10.
146) Wisconsin Department of Agriculture, Trade and Consumer Protection. State of Wisconsin bottled drinking water sampling and analysis test results. June 1993.
147) Chan JT, Liu CF and Tate WH. Fluoride concentration in milk, tea and bottled water in Houston. J Gt Houst Dent Soc 1994 ; 66 (4) : 8-9.
148) Johnson SA, Debiase C. Concentration levels of fluoride in bottled drinking water. J Dent Hyg 2003 ; 77 (3) : 161-7.
149) Beverage Marketing Corporation. Bottled water strengthens position as no.2 beverage, reports Beverage Marketing. Press Release dated April 25, 2005. Available at 〈http://www.beveragemarketing.com〉. Accessed April 29, 2005.
150) Beverage Marketing Corporation. US soft drink sales up slightly in 2004, Beverage Marketing Corporation reports. Press Release date March 14, 2005.Available at 〈http://www.beveragemarketing.com〉. Accessed April 29, 2005.
151) Weissman AM. Bottled water use in an immigrant community : a public health issue? Am J Public Health 1997 ; 87 (8) : 1379-80.
152) Flaitz CM, Hill EM, Hicks MJ. A survey of bottled water usage by pediatric patients : implications for dental heatlh. Quintessence Int 1989 ; 20 (11) : 847-52.
153) Tate WH, Chan JT. Fluoride concentrations in bottled and filtered waters. Gen Dent 1994;42 (4) : 362-6.
154) Bartels D, Haney K, Khajotia SS. Fluoride concentrations in bottled water. Oklahoma Dent Assoc J 2000 : 18-22.
155) 44 *Fed. Reg.* 42775-78 (July 20, 1979).
156) 21 CFR 165. Sec. 165. 110.
157) 60 *Fed. Reg.* 57079 (November 13, 1995).
158) Maier FJ. Manual of water fluoridation practice. New York : McGraw-Hill Book Company, Inc. ; 1963.
159) ADA Division of Science on behalf of the ADA Council on Scientific Affairs. Tap water filters. J Am Dent Assoc 2003 ; 134 (2) : 226-7.
160) Full CA, Wefel JS. Water softener influence on anions and cations. Iowa Dent J 1983 ; 69 : 37-9.
161) Robinson SN, Davies EH, Williams B. Domestic water treatment appliances and the fluoride ion. Br Dent J 1991 ; 171 : 91-3.
162) Jobson MD, Grimm SE 3rd, Banks K, Henley G. The effects of water filtration systems on fluoride : Washington, DC metropolitan area. ASDC J Dent Child 2000 ; 67 (5) : 302, 304, 350-4.
163) Fluoride, teeth and health. Royal College of Physicians. Pitman Medical, London ; 1976.
164) Johansen E, Taves D, Olsen T, eds. Continuing evaluation of the use of fluorides. AAAS Selected Symposium 11. Boulder, Colorado : Westview Press ; 1979.
165) Knox EG. Fluoridation of water and cancer : a review of the epidemiological evidence. Report of the Working Party. London : Her Majesty's Stationary Office ; 1985.
166) Leone NC, Shimkin MB, Arnold FA, et al. Medical aspects of excessive fluoride in a water supply. Public Health Rep 1954 ; 69 (10) : 925-36.
167) National Research Council. Heatlh effects of ingested fluoride. Report of the Subcommittee on Health Effects of Ingested Fluoride. Washington, DC : National Academy Press ; 1993.
168) 58 *Fed. Reg.* 68826, 68827 (Dec. 29, 1993).
169) US Department of Health and Human Services, Public Health Service. Facts on the ATSDR toxicological profile for fluorides, hydrogen fluoride, and fluorine. CDC Atlanta, GA ; May 15, 1998.
170) American Medical Association. H-440.945 and H-440.972. In : American Medical Association Policy Compendium. Chicago : American Medical

REFERENCES

Association ; 1998 : 633, 637.

171) Fluoridation and dental health. World Health Organization (WHA22.30) ; July 23, 1969.

172) United States Environmental Protection Agency, Office of Water. Fact Sheet : Announcement of completion of EPA's review of existing drinking water standards (EPA 815-F-03-001). June 2003.

173) National Academy of Science Project Title : Toxicologic Risk of Fluoride in Drinking Water. Available at ⟨http://www4.nas.edu/cp.nsf/Projects%20_by%20_PIN/BEST-K-02-05-A?OpenDocument⟩. Accessed May 5, 2005.

174) US Environment Protection Agency, Ground Water and Drinking Water. List of drinking water contaminants and MCLs. Available at ⟨http://www.epa.gov/safewater/mcl.html⟩. Accessed April 28, 2005.

175) US Environment Protection Agency, Ground Water and Drinking Water. Drinking water glossary. Available at ⟨http://www.epa.gov/safewater/glossary.htm#clink⟩. Accessed April 28, 2005.

176) Hodge HC, Smith FA. Occupational fluoride exposure. J Occup Med 1977 ; 19 : 12 - 39.

177) Committee on Biologic Effects of Atmospheric Pollutants. Biologic effects of atmospheric pollutants : fluorides. Washington DC, National Academy of Sciences 1971 : 5 - 9.

178) Rugg-Gunn AJ. Nutrition and dental health. New York : Oxford University Press ; 1993.

179) US Department of Agriculture, Agricultural Research Service, Beltsville Human Nutrition Research Center, Nutrient Data Laboratory. USDA national fluoride database of selected beverages and foods - 2004. Available at ⟨http://www.nal.usda.gov/fnic/foodcomp/Data/Fluoride/Fluoride.html⟩. Accessed May 6, 2005.

180) Pendrys DG, Stamm JW. Relationship of total fluoride intake to beneficial effects and enamel fluorosis. J Dent Res 1990 ; 69 (Spec Iss) : 529 - 38.

181) Jackson RD, Brizendine EJ, Kelly SA, Hinesley R, Stookey GK, Dunipace AJ. The fluoride content of foods and beverages from negligibly and optimally fluoridated communities. Community Dent Oral Epidemiol 2002 ; 30 (5) : 382 - 91.

182) Whitford GM. The metabolism and toxicity of fluoride, 2nd rev. ed. Monographs in oral science, Vol. 16. Basel, Switzerland : Karger ; 1996.

183) Levy SM, Maurice TJ, Jakobsen JR. Feeding patterns, water sources and fluoride exposures of infants and 1-year-olds. J Am Dent Assoc 1993 ; 124 : 65 - 9.

184) Levy SM. Review of fluoride exposures and ingestion. Community Dent Oral Epidemiol 1994 ; 22 : 173 - 80.

185) Barnhart WE, Hiller LK, Leonard GJ, Michaels SE. Dentifrice usage and ingestion among four age groups. J Dent Res 1974 ; 53 (6) : 1317 - 22.

186) Ericsson Y, Forsman B. Fluoride retained from mouthrinses and dentifrices in preschool children. Caries Res 1969 ; 3 : 290 - 9.

187) Bruun C, Thylstrup A. Dentifrice usage among Danish children. J Dent Res 1988 ; 67 (8) : 1114 - 7.

188) Ekstrand J, Ehmebo M. Absorption of fluoride from fluoride dentifrices. Caries Res 1980 ; 14 : 96 - 102.

189) Levy SM. A review of fluoride intake from fluoride dentifrice. J Dent Child 1993 ; 60 (2) : 115 - 24.

190) Leverett DH, Adair SM, Vaughan BW, Proskin HM, Moss ME. Randomized clinical trial of effect of prenatal fluoride supplements in preventing dental caries. Caries Res 1997 ; 31 : 174 - 79.

191) American Dental Association. ADA guide to dental therapeutics. Third Edition. Chicago ; 2003.

192) Whitford GM. The physiological and toxicological characteristics of fluoride. J Dent Res 1990 ; 69 (Spec Iss) : 539 - 49.

193) Whitford GM. Intake and metabolism of fluoride. Adv Dent Res 1994 ; 8 (1) : 5 - 14.

194) Gordon SL, Corbin SB. Summary of workshop on drinking water fluoridation influence on hip fracture on bone health. Osteoporosis Int 1992 ; 2 : 109 - 17.

195) Suarez-Almazor ME, Flowerdew G, Saunders LD, Soskolne CL, Russell AS. The fluoridation of drinking water and hip fracture hospitalization rates in two Canadian communities. Am J Public Health 1993 ; 83 (5) : 689 - 93.

196) Jacobsen SJ, O'Fallon WM, Melton LJ. Hip fracture incidence before and after the fluoridation of the public water supply, Rochester, Minnesota. Am J Public Health 1993 ; 83 (5) : 743 - 5.

197) Karagas MR, Baron JA, Barrett JA, Jacobsen SJ. Patterns of fracture among the United States elderly : geographic and fluoride effects. Ann Epidemiol 1996 ; 6 (3) : 209-16.
198) Cauley JA, Murphy PA, Riley TJ, Buhari AM. Effects of fluoridated drinking water on bone mass and fractures : the study of osteoporotic fractures. J Bone Min Res 1995 ; 10 (7) : 1076-86.
199) Hodge HC. The safety of fluoride tablets or drops. In : Continuing evaluation of the use of fluorides. Johansen E, Tavaes DR, Olsen TO, eds. Boulder, Colorado : Westview Press ; 1979 : 253-75.
200) Lehmann R, Wapniarz M, Hofman B, Peiper B, Haubitz I, Allolio B. Drinking water fluoridation : bone mineral density and hip fracture incidence. Bone 1998 ; 22 (3) : 273-8.
201) Phipps KR, Orwoll ES, Bevan L. The association between water-borne fluoride and bone mineral density in older adults. J Dent Res 1998 ; 77 (9) : 1739-48.
202) Demos LL, Kazda H, Cicuttini FM, Sinclair MI, Fairley CK. Water fluoridation, osteoporosis, fractures-recent developments. Aust Dent J 2001 ; 46 (2) : 80-7.
203) Hillier S, Cooper C, Kellingray S, Russell G, Hughes H, Coggon D. Fluoride in drinking water and risk of hip fracture in the UK : a case-control study. Lancet 2000 ; 355 (9200) : 265-9.
204) Phipps KR, Orwoll ES, Mason JD, Cauley JA. Community water fluoridation, bone mineral density, and fractures : prospective study of effects in older wormen. Br Med J 2000 ; 321 (7265) : 860-4.
205) Jones G, Riley M, Couper D, Dwyer T. Water fluoridation, bone mass and fracture : a quantitative overview of the literature. Aust N Z J Public Health. 1999 ; 23 (1) : 34-40.
206) University of York Centre for Reviews and Dissemination. CRD Report 18-Systematic review of the efficacy and safety of the fluoridation of drinking water. 2000. Executive Summary. Available at 〈http://www.york.ac.uk/inst/crd/report18.htm〉. Accessed April 28, 2005.
207) US Department of Health and Human Services. Bone health and osteoporosis : a report of the Surgeon General. Rockville, MD : US Department of Health and Human Services, Office of the Surgeon General 2004 : Chaper 7, Table 7-5 : 166.
208) Bucher JR, Hejtmancik MR, Toft JD II, Persing RL, Eustis SL, Haseman JK. Results and conclusions of the National Toxicology Program's rodent carcinogenicity studies with sodium fluoride. Int J Cancer 1991 ; 48 : 733-7.
209) Maurer JK, Cheng MC, Boysen BG, Anderson RL. Two-year carcinogenicity study of sodium fluoride in rats. J Natl Cancer Inst 1990 ; 82 : 1118-26.
210) Banting DW. The future of fluoride. An update one year after the National Toxicology Program Study. J Am Dent Assoc. 1991 ; 122 (8) : 86-91.
211) Horowitz HS. Indexes for measuring dental fluorosis. J Public Health Dent 1986 ; 46 (4) : 179-183.
212) Dean HT. The investigation of physiological effects by the epidemiological method. In : Moulton FR, ed. Fluorine and dental health. American Association for the Advancement of Science, Publication No. 19. Washington DC ; 1942 : 23-31.
213) Kumar JV, Swango PA, Opima PN, Green EL. Dean's fluorosis index : an assessment of examiner reliability. J Public Health Dent. 2000 ; 60 (1) : 57-9.
214) Beltran-Aguilar ED, Griffin SO, Lockwood SA. Prevalence and trends in enamel fluorosis in the United States form the 1930s to the 1980s. J Am Dent Assoc 2002 ; 133 : 157-65.
215) Griffin SO, Beltran ED, Lockwood SA, Barker LK. Esthetically objectionable fluorosis attributable to water fluoridation. Community Dent Oral Epidemiol 2002 ; 30 (3) : 199-209.
216) Horowitz HS. Fluoride and enamel defects. Adv Dent Res 1989 ; 3 (2) : 143-6.
217) Pendrys DG. Dental fluorosis in perspective. J Am Dent Assoc 1991 ; 122 : 63-6.
218) Stookey GK. Review of fluorosis risk of self-applied topical fluorides : dentifrices, mouthrinses and gels. Community Dent Oral Epidemiol 1994 ; 22 (3) : 181-6.
219) Pendrys DG, Katz RV, Morse DE. Risk factors for enamel fluorosis in a nonfluoridated population. Am J Epidemiol 1996 ; 143 (8) : 808-15.

REFERENCES

220) Pendrys DG. Risk of enamel fluorosis in nonfluoridated and optimally fluoridated populations : considerations for the dental professional. J Am Dent Assoc 2000 ; 131 (6) : 746-55.

221) American Dental Association. ADA statement on FDA toothpaste warning labels. Available at 〈http://www.ada.org/prof/resources/positions/statements/fluoride.asp〉. Accessed May 8, 2005.

222) Hodge HC, Smith FA. Biological Properties of inorganic fluorides. In : Fluorine chemistry. Simons HH, ed. New York : Academic Press ; 1965 : 1-42.

223) Stevenson CA, Watson AR. Fluoride osteosclerosis. American Journal of Roetgenology, Radium Therapy and Nuclear Medicine 1957 ; 78 (1) : 13-18.

224) Agency for Toxic Substances and Disease Registry (ATSDR). Toxicological Profile for fluorine, hydrogen fluoride, and fluorides. athanta, GA : US Department of Health and Human Services, Public Health Service. 2003. Available at 〈http://www.atsdr.cdc.gov/toxprofiles/tp11.html〉. Accessed April 28, 2005.

225) American Cancer Society. A statement on fluoride and drinking water fluoridation by Clark W. Health, Jr MD, Vice President of Epidemiology and Surveillance Research of American Cancer Society ; February 17, 1998.

226) Hoover RN, McKay FW, Fraumeni JF. Fluoridated drinking water and the occurrence of cancer. J Natl Cancer Inst 1976 ; 57 (4) : 757-68.

227) Erickson JD. Mortality in selected cities with fluoridated and non-fluoridated water supplies. New Eng J Med 1978 ; 298 (20) : 1112-6.

228) Rogot E, Sharrett AR, Feinleib M, Fabsitz RR. Trends in urban mortality in relation to fluoridation status. Am J Epidemiol 1978 ; 107 (2) : 104-12.

229) Chilvers C. Cancer mortality and fluoridation of water supplies in 35 US cities. Int J Epidemiol 1983 ; 12 (4) : 397-404.

230) Mahoney MC, Nasca PC, Burnett WS, Melius JM. Bone cancer incidence rates in New York State : time trends and fluoridated drinking water. Am J Public Health 1991 ; 81 (4) : 475-9.

231) Cohn PD, New Jersey Department of Health, New Jersey Department of Environmental Protection and Energy. An epidemiologic report on drinking water and fluoridation. Trenton, NJ ; 1992.

232) Tohyama E. Relationship between fluoride concentration in drinking water and mortality rate from uterine cancer in Okinawa Prefecture, Japan. J Epidemiology 1996 ; 6 (4) : 184-190.

233) Kinlen L. Cancer incidence in relation to fluoride level in water supplies. Br Dent J 1975 ; 138 : 221-4.

234) Chilvers C, Conway D. Cancer mortality in England in relation to levels of naturally occurring fluoride in water supplies. J Epidemiol Comm Health 1985 ; 39 : 44-7.

235) Cook-Mozaffari PC, Bulusu L, Doll R. Fluoridation of water supplies and cancer mortality I : a search for an effect in the UK on risk of death from cancer. J Epidemiol Comm Health 1981 ; 35 : 227-32.

236) Raman S, Becking G, Grimard M, Hickman JR, McCullough RS, Tate RA. Fluoridation and cancer : an analysis of Canadian drinking water fluoridation and cancer mortality data. Environmental Health Directorate, Health Protection Branch. Ottawa, Canada : Authority of the Minister of National Health and Welfare ; 1977.

237) Richards GA, Ford JM. Cancer mortality in selected New South Wales localities with fluoridated and non-fluoridated water supplies. Med J Aust 1979 ; 2 : 521-3.

238) International Agency for Research on Cancer. IARC monographs on the evaluation of the carcinogenic risk of chemicals to humans, Vol. 27. Switzerland ; 1982.

239) 62 *Fed. Reg.* 64297 (Dec. 5, 1997).

240) Clemmesen J. The alleged association between artificial fluoridation of water supplies and cancer : a review. Bulletin of the World Health Organization 1983 ; 61 (5) : 871-83.

241) Gelberg KH, Fitzgerald EF, Hwang SA, Dubrow R. Fluoride exposure and childhood osteosarcoma : a case-control study. Am J Public Health 1995 ; 85 (12) : 1678-83.

242) McGuire SM, Vanable ED, McGuire MH, Buckwalter JA, Douglass CW. Is there a link between fluoridated water and osteosarcoma? J Am

Dent Assoc 1991 ; 122 (4) : 38 – 45.

243) Mahoney MC, LaBrie DS, Nasca PC, Wolfgang PE, Burnett WS. Population density and cancer mortality differentials in New York State, 1978 – 1982. Int J Epidemiol 1990 ; 19 (3) : 483 – 90.

244) Hrudey SE, Soskolne CL, Berkel J, Fincham S. Drinking water fluoridation and osteosarcoma. Can J Public Health 1990 ; 81 (6) : 415 – 6.

245) Takahashi K, Akiniwa K, Narita K. Regression analysis of cancer incidence rates and water fluoride in the U.S.A. based on IACR/IARC (WHO) data (1978 – 1992). International Agency for Research on Cancer. J Epidemiol 2001 ; 11 (4) : 170 – 9.

246) Kaminsky LS, Mahoney MC, Leach J, Melius J, Miller MJ. Fluoride : benefits and risks of exposure. Crit Rev Oral Biol Med 1990 ; 1 : 261 – 81.

247) Jenkins G, Venkateswarlu P, Zipkin I. Physiological effects of small doses of fluoride. In : Fluorides and human health. World Health Organization Monograph Series No. 59. Geneva ; 1970 : 163 – 224.

248) Leone NC, Leatherwood EC, Petrie IM, Lieberman L. Effect of fluoride on thyroid gland : clinical study. J Am Dent Assoc 1964 ; 69 : 179 – 80.

249) Kinlen L. Cancer incidence in relation to fluoride level in water supplies. Br Dent J. 1975 ; 138 (6) : 221 – 4.

250) Galletti PM, Joyet G. Effect of fluorine on thyroidal iodine metabolism in hyperthyroidism. J Clin Endocrinology. 1958 ; 18 : 1102 – 10.

251) Britannica Concise Encyclopedia. Pineal gland. Available at 〈http://www.britannica.com/ebc/article?tocId=9375298&query=pineal%20gland&ct=〉. Accessed December 29, 2004.

252) Luke J. Fluoride deposition in the aged human pineal gland. Caries Res 2001 ; 35 : 125 – 28.

253) Schlesinger ER, Overton DE, Chase HC, Cantwell KT. Newburgh-Kingston caries-fluorine study XIII : pediatric findings after ten years. J Am Dent Assoc 1956 ; 52 : 296 – 306.

254) Challacombe SJ. Does fluoridation harm immune function? Comm Dent Health 1996 ; 13 (Suppl 2) : 69 – 71.

255) US Department of Health and Human Services, Centers for Disease Control, Dental Disease Prevention Activity. Update of fluoride/acquired immunodeficiency syndrome (AIDS) allegation. Pub No. FL-133. Atlanta ; June 1987.

256) World Health Organization. Fluorine and fluorides : environmental health criteria 36. Geneva, Switzerland ; 1984.

257) Schlesinger E. Health studies in areas of the USA with controlled water fluoridation. In : Fluorides and human health. World Health Organization Monograph Series No. 59. Geneva ; 1970 : 305 – 10.

258) Kram D, Schneider EL, Singer L, Martin GR. The effects of high and low fluoride diets on the frequencies of sister chromatid exchanges. Mutat Res 1978 ; 57 : 51 – 5.

259) Li Y, Dunipace AJ, Stookey GK. Lack of genotoxic effects of fluoride in the mouse bone-marrow micronucleus test. J Dent Res 1987 ; 66 (11) : 1687 – 90.

260) Li Y, Dunipace AJ, Stookey GK. Effects of fluoride on the mouse sperm morphology test. J Dent Res 1987 ; 66 (9) : 1509 – 11.

261) Zeiger E, Gulati DK, Kaur P, Mohamed AH, Revazova J, Deaton TG. Cytogenetic studies of sodium fluoride in mice. Mutagenesis 1994 ; 9 (5) : 467 – 71.

262) Li Y, Heerema NA, Dunipace AJ, Stookey GK. Genotoxic effects of fluoride evaluated by sister-chromatid exchange. Mutat Res 1987 ; 192 : 191 – 201.

263) Dunipace AJ, Zhang W, Noblitt TW, Li Y, Stookey GK. Genotoxic evaluation of chronic fluoride exposure : micronucleus and sperm morphology studies. J Dent Res 1989 ; 68 (11) : 1525 – 8.

264) Li Y, Zhang W, Noblitt TW, Dunipace AJ, Stookey GK. Genotoxic evaluation of chronic fluoride exposure : sister-chromatid exchange study. Mut Res 1989 ; 227 : 159 – 65.

265) Obe G, Slacik-Erben R. Suppressive activity by fluoride on the induction of chromosome aberrations in human cells and alkylating agents in vitro. Mutat Res 1973 ; 19 : 369 – 71.

266) Slacik-Erben R, Obe G. The effect of sodium fluoride on DNA synthesis, mitotic indices and chromosomal aberrations in human leukocytes

REFERENCES

treated with Tremnimon in vitro. Mutat Res 1976 ; 37 : 253-66.

267) Martin GR, Brown KS, Singer L, Ophaug R, Jacobson-Kram D. Cytogenic and mutagenic assays on fluoride. In : Fluorides, effects on vegetation, animals and humans. Schupe JL, Peterson HB, Leone NC, eds. Salt Lake City : Paragon Press ; 1983 : 271-80.

268) Martin GR, Brown KS, Matheson DW, Lebowitz H, Singer L, Ophaug R. Lack of cytogenetic effects in mice or mutations in salmonella receiving sodium fluoride. Mutat Res 1979 ; 66 : 159-67.

269) Li Y, Dunipace AJ, Stookey GK. Absence of mutagenic and antimutagenic activities of fluoride in Ames salmonella assays. Mutut Res 1987 ; 120 : 229-36.

270) Tong CC, McQueen CA, Brat SV, Williams GM. The lack of genotoxicity of sodium fluoride in a battery of cellular tests. Cell Biol Toxicol 1988 ; 4 (2) : 173-86.

271) Freni SC. Exposure to high fluoride concentrations in drinking water is associated with decreased birth rates. J Toxicology and Environmental Health 1994 ; 42 : 109-21.

272) Thomas Sinks, Ph.D., personal communication, November 6, 1992.

273) Lowry R, Steen N, Rankin J. Water fluoridation, still-births, and congenital abnormalities. J Epidemiol Comm Health 2003 ; 57 (7) : 499-500.

274) Rapaport I. Contribution a l'etude de mongolisme : role pathogenique de fluor. Bull Acad M (Paris) 1953 ; 140 : 529-31.

275) Rapaport I. Oligophrenic mongolienne et caries dentairs. Rev Stomatol Chir Maxillofac 1963 ; 46 : 207-18.

276) Berry WT. Study of the incidence of mongolism in relation to the fluoride content of water. Am J Ment Def 1958 ; 62 : 634-6.

277) Needleman BL, Pueschel SM, Rothman KJ. Fluoridation and the occurrence of Down's Syndrome. New Eng J Med 1974 ; 291 : 821-3.

278) Erickson JD, Oakley GP Jr., Flynt JW Jr., Hay S. Water fluoridation and congenital malformations : no association. J Am Dent Assoc 1976 ; 93 : 981-4.

279) Knox EG, Armstrong E, Lancashire R. Fluoridation and the prevalence of congenital malformations. Comm Med 1980 ; 2 : 190-4.

280) Erickson JD. Down syndrome, water fluoridation and maternal age. Teratol 1980 ; 21 : 177-80.

281) Mullenix PJ, Denbesten PK, Schunior A, Kernan WJ. Neurotoxicity of sodium fluoride in rats. Neurotoxicol Teratol 1995 ; 17 (2) : 169-77.

282) Ross JF, Daston GP. Neurotoxicology and Teratology 1995 ; 17 (6) : 685-6. Letter to the editor.

283) Shannon FT, Fergusson DM, Horwood LJ. Exposure to fluoridated bublic water supplies and child health and behaviour. N Z Med J 1986 ; 99 (803) : 416-8.

284) Masters R. Estimated cost of increased prison population predicted to result from use of silicofluorides in Palm Beach County. Presented to Palm Beach County Commission, August 26, 2003.

285) Urbansky ET, Schock MR. Can fluoridation affect lead (II) in potable water? Hexafluorosilicate and fluoride equilibria in aqueous solution. Int J Environ Studies 2000 ; 57 : 597-637.

286) Centers for Disease Control and Prevention. Surveillance for elevated blood lead levels among children-United States, 1997-2001. MMWR 2003 ; 52 (SS10) : 1-21.

287) Centers for Disease Control and Prevention. Adult blood lead epidemiology and surveillance-United States, 1998-2001. MMWR 2002 ; 51 (SS11) : 1-10.

288) Alzheimer's Disease Education & Referral Center. Causes : what causes AD? Available at 〈http://www.alzheimers.org/causes.htm〉. Accessed May 6, 2005.

289) Varner JA, Jensen KF, Horvath W, Isaacson RL. Chronic administration of aluminum-fluoride or sodium-fluoride to rats in drinking water : alterations in neuronal and cerebrovascular integrity. Brain Res 1998 ; 784 : 284-98.

290) American Dental Association. Health Media Watch : Study linking fluoride and Alzheimer's under scrutiny. J Am Dent Assoc 1998 ; 129 : 1216-8.

291) Kraus AS, Forbes WF. Aluminum, fluoride and the prevention of Alzheimer's Disease. Can J Public Health 1992 ; 83 (2) : 97-100.

292) US Department of Health, Education and Welfare,

National Institutes of Health, Division of Dental Health. Misrepresentation of statistics on heart deaths in Antigo, Wisconsin Pub. No. PPB-47. Bethesda ; November 1972.

293) American Heart Association. Minerals and inorganic substances : fluoridation. Available at ⟨http://www.americanheart.org/presenter.jhtml?identifier=4698⟩. Accessed May 6, 2005.

294) American Heart Association. Risk factors and coronary heart disease. Available at ⟨http://www.americanheart.org/presenter.jhtml?identifier=4726⟩. Accessed May 6, 2005.

295) Geever EF, Leone NC, Geiser P, Lieberman J. Pathologic studies in man after prolonged ingestion of fluoride in drinking water I : necropsy findings in a community with a water level of 2.5 ppm. J Am Dent Assoc 1958 ; 56 : 499-507.

296) US Department of Health and Human Services, Public Health Service. Surgeon General's advisory: treatment of water for use in dialysis : artificial kidney treatments. Washington, DC : Government Printing Office 872-021 ; June 1980.

297) Centers for Disease Control. Fluoride in a dialysis unit-Maryland. MMWR 1980 ; 29 (12) : 134-6.

298) 51 *Fed. Reg.* 11410, 11412 (April 2, 1986).

299) Environmental Protection Agency. Safe Drinking Water Act. Basic Information. Available at ⟨http://www.epa.gov/safewater/sdwa/basicinformation.html⟩. Accessed May 8, 2005.

300) American Water Works Association. Who we are. Available at ⟨http://www.awwa.org/About/⟩. Accessed February 18, 2005.

301) National Sanitation Foundation International. About NSF. Available at ⟨http://www.nsf.org/business/about_NSF/⟩. Accessed February 18, 2005.

302) American National Standards Institute. About ANSI overview. Available at ⟨http://www.ansi.org/about_ansi/overview/overview.aspx?menuid=1⟩. Accessed February 18, 2005.

303) NSF International Standard 60 - 2002. Drinking water treatment chemicals-health effects. NSF International, Ann Arbor, MI ; 2002.

305) DeEds F, Thomas JO. Comparative chronic toxicities of fluorine compounds. Proc Soc Exper Biol and Med 1933-34 ; 31 : 824-5.

306) McClure FJ. A review of fluorine and its physiological effects. Phys Reviews 1933 ; 13 : 277-300.

307) McClure FJ. Availability of fluorine in sodium fluoride vs. sodium fluosilicate. Public Health Rep 1950 ; 65 (37) : 1175-86.

308) Zipkin I, Likins RC, McClure FJ, Steere AC. Urinary fluoride levels associated with the use of fluoridated water. Public Health Rep 1956 ; 71 : 767-72.

309) Zipkin I, Likins RC. Absorption of various fluoride compounds from the gastrointestinal tract of the rat. Amer J Physicol 1957 ; 191 : 549-50.

310) McClure FJ, Zipkin I. Physiologic effects of fluoride as related to water fluoridation. Dent Clin N Am 1958 : 441-58.

311) Crisp MP. Report of the Royal Commissioner into the fluoridation of public water supplies. Hobart, Tasmania, Australia : Government Printers ; 1968.

312) Myers DM, Plueckhahn VD, Rees ALG. Report of the committee of inquiry into fluoridation of victorian water supplies. 1979-80 Melbourne, Victoria, Australia, FD Atkinson, Government Printer ; 1980 : 115-25.

313) Ad Hoc Committee for the U.S. Surgeon General Koop, Shapiro JR, Chairman. Report to the Environmental Protection Agency on the medical (non-dental) effects of fluoride in drinking water. 1983 : 1-9.

314) Hodges A, Philippakos E, Mulkey D, Spreen T, Murraro R. Economic impact of Florida's citrus industry, 1999-2000. Gainesville, University of Florida, Institute of Food and Agricultural Sciences. Available at ⟨http://edis.ifas.ufl.edu/BODY_FE307⟩. Accessed April 18, 2005.

315) Centers for Disease Control and Prevention. Engineering and administrative recommendations for water fluoridation, 1995. MMWR 1995 ; 44 (No. RR-13).

316) Master R, Coplan MJ. Water treatment with silicofluoride and lead toxicity. Int J Environ Studies 1999 ; 56 : 435-49.

317) U.S. Environmental Protection Agency. Consumer fact sheet on lead. Available at ⟨http://www.epa.gov/safewater/lcrmr/lead.html⟩. Accessed on May 8, 2005.

REFERENCES

318) U.S. Environmental Protection Agency. Arsenic in drinking water. Abailable at ⟨http://www.epa.gov/safewater/lcrmr/lead.html⟩. Accessed on May 8, 2005.
319) Personal correspondence. Stan Hazan. General manager, Drinking Water Additives Certification Program, NSF International to David Spath, California Department of Health Services, Office of Drinking Water. March 30, 2000. Available at ⟨http://www.dentalhelthfoundation.org/documents/NSFLetter.pdf⟩. Accessed on May 8, 2005.
320) U.S. Environmental Protection Agency, Office of Water, Office of Science and Technology. Fluoride : a regulatory fact sheet.
321) Tacoma-Pierce County Health Department. Tacoma-Pierce County Health Department fluoridation resolution. WAC197-11-960 environmental checklist. August 2002.
322) Pollick PF. Water fluoridation and the environment: current perspective in the United States. Int J Occup Environ Health 2004 ; 10 : 343–50.
323) Osterman JW. Evaluating the impact of municipal water fluoridation on the aquatic environment. Am J Public Health 1990 ; 80 : 1230–5.
324) *Safe Water Association, Inc. v. City of Fond du Lac*, 184 Wis.2nd 365, 516 N.W.2d 13 (Wis. Ct. App. 1994).
325) Block LE. Antifluoridationists persist : the constitutional basis for fluoridation. J Public Health Dent 1986 ; 46 (4) : 188–98.
326) Christoffel T. Fluorides, facts and fanatics : public health advocacy shouldn't stop at the courthouse door. Am J Public Health 1985 ; 75 (8) : 888–91.
327) McMenamin JP. Fluoridation of water in Virginia : the tempest in the teapot. J Law Ethics Dent 1988 ; 1 (1) : 42–6.
328) Roemer R. Water fluoridation : public health responsibility and the democratic process. Am J Public Health 1965 ; 55 (9) : 1337–48.
329) Strong GA. Liberty, religion and fluoridation. J Am Dent Assoc 1968 ; 76 : 1398–1409.
330) Easlick KA. An appraisal of objections to fluoridation. J Am Dent Assoc 1962 ; 65 : 868–93.
331) American Dental Association, Survey Center. 1988 Consumers' opinions regarding community water fluoridation. Chicago ; June 1998.
332) Gallup Organization, Inc. A Gallup study of parents' behavior, knowledge and attitudes toward fluoride. Princeton, NJ : Gallup Organization, Inc. ; 1991.
333) Newbrun E. The fluoridation war : a scientific dispute or a religious argument? J Public Health Dent 1996 ; 56 (5) (Spec Iss) : 246–52.
334) Scott DB. The dawn of a new era. J Public Health Dent 1996 ; 56 (5) (Spec Iss) : 235–8.
335) Park B, Smith K, Malvitz D, Furman L. Hazard vs outrage : public perception of fluoridation risks. J Public Health Dent 1990 ; 50 (4) : 285–7.
336) Neenan ME. Obstacles to extending fluoridation in the United States. Comm Dent Health 1996 ; 13 (Suppl 2) : 10–20.
337) Lowry R. Antifluoridation propaganda material-the tricks of the trade. Br Dent J 2000 ; 189 (10) : 528–30.
338) Mandel I. A symposium of the new fight for fluorides. J Public Health Dent 1985 ; 45 (3) : 133–41.
339) Lang P, Clark C. Analyzing selected criticisms of water fluoridation. J Can Dent Assoc 1981 ; 47 (3) : i–xii.
340) Lieberman AJ, The American Council on Science and Health. Facts versus fears : a review of the 20 greatest unfounded health scares of recent times. 2nd ed. New York ; 1997.
341) *Daubert v. Merrell Dow Pharmaceuticals, Inc.*, 509 U.S. 579, 113, S.Ct. 2786 (1993).
342) Frazier PJ. Fluoridation : a review of social research. J Public Health Dent 1980 ; 40 (3) : 214–33.
343) Margolis FJ, Cohen SN. Successful and unsuccessful experiences in combating the antifluoridationists. Pediatrics 1985 ; 76 (1) : 113–8.
344) Easley MW. The new antifluoridationists : who are they and how do they operate? J Public Health Dent 1985 ; 45 (3) : 133–41.
345) Wulf CA, Hughes KF, Smith KG, Easley MW. Abuse of the scientific literature in an antifluoridation pumphlet. Baltimore : American Oral Health Institute ; 1985.
346) National Health and Medical Research Council. The effetiveness of water fluoridation. Canberra, Australia : Australian Government Publishing

Service；1991.

347) Jones S. Water fluoridation in Europe. Paper presented to the British Association for the Study of Community Dentistry, 1996 Spring Scientific Meeting. Dundee, Scotland.

348) Marthaler TM. Water fluoridation results in Basel since 1962：health and political implications. J Public Health Dent 1996 Spec Iss；56 (5)：265 – 70.

349) Meyer J, Marthaler TM, Burgi H. The change from water to salt as the main vehicle for community-wide fluoride exposure in Basle, Switzerland (Editorial). Community Dent Oral Epidemiol 2003；31 (6)：401 – 2.

350) Roemer R. Legislation on fluoridation of water supplies. In：Experience on water fluoridation in Europe. Copenhagen：World Health Organization；1987：23 – 36.

351) Klein SP, Bohannan HM, Bell RM, Disney JA, Foch CB, Graves RC. The cost and effectiveness of schoolbased preventive dental care. Am J Public Health 1985；75 (4)：382 – 91.

352) Federation Dentaire Internationale. Cost-effectiveness of community fluoride programs for caries prevention：technical report 13. Chicago：Quintessence；1981.

353) Ringelberg ML, Allen SJ, Brown LJ. Cost of fluoridation：44 Florida communities. J Public Health Dent 1992；52 (2)：75 – 80.

354) Centers for Disease Control and Prevention. Recommendations for using fluoride to prevent and control dental caries in the United States. MMWR 2001；50 (No.RR – 14)：22.

355) Griffin SO, Jones K, Tomar SL. An economic evaluation of community water fluoridation. J Public Health Dent 2001；61 (2)：78 – 86.

356) American Dental Association, Survey Center. 2003 survey of dental fees. Chicago；April 2004.

357) American Water Works Association. Fluoridation of public water supplies. Adopted by the Board of Directors Jan. 25, 1976, reaffirmed Jan. 31, 1982 and revised Jan. 20, 2002. Available at 〈http://www.awwa.org/About/OandC/officialdocs/AWWASTAT.cfm〉. Accessed April 29, 2005.

358) Centers for Disease Control and Prevention. Water fluoridation and costs of Medicaid treatment for dental decay-Louisiana, 1995 – 1996. MMWR 1999；48 (34)：753 – 7.

米国の5大保健機関などによる水道水フロリデーション支持声明

米国歯科医師会(AMERICAN DENTAL ASSOCIATION：ADA)

"米国歯科医師会は，フロリデーションを安全で，有益かつ費用対効果の高い公衆衛生的う蝕予防方法として支持します．1950年以来，本会はこの方針を堅持しています．"

－フロリデーションに関するADA方針と推奨（Trans. 1997：673）

米国疾病予防管理センター(CENTERS FOR DISEASE CONTROL AND PREVENTION：CDC)

"20世紀の間に，米国民の健康と平均余」命は劇的に改善されてきました．これらの進歩を注目するにあたり，1999年12月に至るまでのMMWR（週間リポート）：罹患率と死亡率（Morbidity and Mortality：WEEKLY REPORT）の各号において掲載してきた十大公衆衛生業績を紹介したいと思います．ちなみに，水道水フロリデーションは十大公衆衛生業績の1つに挙げられ，1999年10月22日号のMMWRに紹介されました）．フロリデーションは社会経済状況あるいは歯科サービスの受けやすさに係わりなく，効果的にう蝕を予防することによって，小児と成人に対して安全かつ安価に利益を及ぼします．フロリデーションは小児のう蝕を予防（40～70％）し，成人の歯の喪失を防ぐ（40～60％）重要な役割を果たします．"

－CDC，MM週報．"米国の十大公衆衛生業績1900-1999"1999年4月

米国医師会（AMERICAN MEDICAL ASSOCIATION：AMA)

"米国医師会はフロリデーションの重要な公衆衛生面の利益を認知し，地方と州保健局に勤務する当会の会員各位と団体，各地域の歯科医師会，ならびに水道水のフッ化物濃度を適正に管理している担当者に対して支援の意を表します．"

－ADAへのAMA文書（1995年3月）

米国公衆衛生長官（U.S.SURGEON GENERAL)

"水道水フロリデーションの特筆すべき利点は，すべての地域住民が-家庭，職場，学校あるいは遊びの場-いかなる場面でもフロリデーション水，あるいはフロリデーション水で調理した飲食物を摂るだけでう蝕予防効果に恵まれることです．

……水道水フロリデーションこそ，人々の間に生じている健康の較差を取り除く強力な方策であり，また疾病予防の願いを実現してくれるものです．

……フロリデーションは，小児にも成人に対してもう蝕を予防し，生涯にわたる口腔保健の向上に繋がる単一で最も効果的な公衆衛生手段です．

これまでに遂行されてきたことを喜ぶことができますが，一方，今なお積み残されていることの多いのも事実です．政策決定者たち，地域のリーダーたち，民間企業，保健専門家たち，メディアおよび人々は，口腔の健康が全身の健康と福祉にとって不可欠であると確信すべきですし，また我々自身，家族，および地域の人々をより健康に導くための行動に移るべきです．私は歴代の公衆衛生長官と同様に，すべての米国民の口腔の健康を推進するにあたり，引き続き地域水道水フロリデーションの公衆衛生面での重要性を認めます．"

―公衆衛生長官 Richard H. Carmona，水道水フロリデーションに関する声明
2004年7月28日

米国歯科頭蓋顔面学研究所（NATIONAL INSTITUTE OF DENTAL & CRANIOFACIAL RESEARCH：NIDCR)

"米国歯科頭蓋顔面学研究所は，すべての年齢層に対する安全かつ効果的なう蝕予防方法である水道水フロリデーションを支持し続けています．水道水フロリデーションは多数の米国民に与えてくれる公衆衛生施策です．半世紀以上にわたり，水道水フロリデーションはう蝕に関連する疼痛と苦しみの軽減，歯の喪失の減少，学校の欠席と職場欠勤時間の減少，ならびに歯科医療費の節減を通して，米国民の生活の質的向上に寄与してきました．"

－NIDCR：水道水フロリデーションに関する声明，2000年6月

要　約

う蝕予防のための水道水フロリデーションの公衆衛生的恩恵を認める米国内と国際保健機関と専門団体リスト

国際歯学会	米国臨床栄養協会
一般歯学会	米国栄養学会
スポーツ歯学会	米国歯科学生協会
アルツハイマー協会	米国獣医学会（AVMA）
米国健康保険計画	米国水道事業協会（AWWA）
米国家庭医学会	米国保健センター協会
米国開業医看護師学会	米国医科大学協会（AAMC）
米国口腔顎顔面病理学会	米国服役者診療協会
米国整形外科学会（AOA）	米国母子保健計画協会
米国小児科学会（AAP）	米国州広域歯科管理官会議
米国小児歯科学会（AAPD）	米国州広域保健官会議
米国歯周病学会	米国州広域公衆衛生栄養管理官会議
米国内科医助手協会	英国フロリデーション協会
米国歯学研究学会（AADR）	カナダ歯科医師会
米国健康教育学会	カナダ歯科衛生士会
米国科学振興協会（AAAS）	カナダ医師会
米国歯内療法学会	カナダ看護師協会
米国口腔顎顔面外科学会	カナダ小児科学会
米国矯正歯科学会（AAO）	カナダ公衆衛生学会
米国歯科公衆衛生学会（AAPHD）	米国小児福祉連合
米国女性歯科医協会	小児歯科保健プロジェクト
米国癌学会（ACS）	チョコレート製造協会
米国歯科学会（ACD）	米国消費者連盟
米国臨床医学会（ACP）	州広域疫学者会議
米国予防医学会（ACPM）	デルタ歯科計画協会
米国補綴学会	国際歯科連盟（FDI）
米国科学健康会議	ヒスパニック歯科医師会
米国歯科助手協会	インディアン歯科医師会
米国歯科医師会（ADA）	医学研究所（IOM）
米国歯科教育学会	国際歯学研究学会（IADR）
米国歯科衛生士会（ADHA）	国際歯科矯正学会
米国糖尿病学会（ADA）	国際歯科学会
米国労働連合と産業組織会議	国立地域保健センター協会
米国病院協会（AHA）	国立郡市健康管理官協会
米国法定会議	国立歯科助手協会
米国医師会（AMA）	国立地方保健局会議
米国看護婦協会（ANA）	国立ソーシャルワーカー会議
米国整骨医学会（AOA）	国立菓子製造協会
米国薬剤師会	国立健康詐欺防止評議会
米国公衆衛生協会	国立歯科助手協会
米国学校保健協会（ASHA）	国立全国歯学会

国立歯科衛生士協会
国立ダウン症候群会議
国立ダウン症候群協会
国立摂食障害協会
国立ハンディキャップ歯科財団
国立ヘッドスタート協会
国立保健法プログラム
国立母子保健連合
オーラルヘルスアメリカ
ロバートウッドジョンソン財団
公衆衛生教育協会
米国インディアン歯科協会

特殊歯科医療
　障害者歯科アカデミー
　米国病院歯科医協会
　米国高齢者歯学会
米国小児保健基金
カリフォルニア歯科保健財団
米国国防省
米国退役軍人省
米国公衆衛生局（USPHS）
　米国疾病予防管理センター（CDC）
　国立歯科頭蓋顔面学研究所（NIDCR）
世界矯正歯科医連盟

索　引

<あ>

アルツハイマー病　41
アルミニウム　41
アレルギー反応　37
安全飲料水法　45

1 ppm　3
遺伝毒性　38
インターネット　43, 58
う蝕抵抗性　29
う蝕抑制率　12
う蝕予防　10
う蝕予防プログラム　4

エナメル斑　2
嚥下反射　32
エンドウ豆粒大　31, 32

<か>

科学的根拠　17, 48
"拡散"効果　12, 24
各地域　64
活性アルミナ　20
家庭用食塩　18
環境汚染　51

逆浸透性システム　20
業務用食塩　18

グランドラピッズ　iii, 3
軽度な歯のフッ素症　23
ケイフッ化水素酸　9
ケイフッ化ナトリウム　9
ケイフッ化物　48
血中鉛濃度　40
研究モデル　5
健康の不公平　52, 53
健康被害　43
健康保険割増し料　65

公衆衛生手段　iii, 52
甲状腺　36
酵素活性　36
硬組織　27
公的扶助　19
国内科学アカデミー　37
国立衛生研究所　11
誤情報　55
骨硬化症　34
骨折のリスク　28
骨粗鬆症：公衆衛生長官レポート　28
骨フッ素症　27
骨密度　28
コンプライアンス　16
根面う蝕　15

<さ>

再石灰化促進作用　7
査読制度　5, 48

歯科疾患治療費　64
システマティックレヴュー　11
至適フッ化物濃度　7
自動監視技術　49
社会化医療　54
社会経済状態　4
ジャンク・サイエンス　56
十大公衆衛生業績　vi
住民投票　60
出生率　38
松果体　37
浄水ろ過器　20
消費者信頼報告　50
食塩フロリデーション　13, 18, 63
食事摂取基準　17, 24, 25
腎臓　27
腎臓病　42

水質改善処理　44
水質条例　62
水質報告　50

推奨量（RDA）　24

政府管掌貧困者保険制度　65
世界保健機関　1
全国一次飲料水基準　22
全身効果　15

　　　＜た＞

第一次上限濃度（MCL）　23，44，45
第二次上限濃度（SMCL）　23，44，45
ダウン症　39
脱灰　7
WHO 専門委員会　62

統計処理　39
統計的手法　5
ドロップ（液剤）　16

　　　＜は＞

ハーシェルホロビッツ　ii
歯の形成期間　6
歯のフッ素症　2，29，30
歯のフッ素症リスク　25
"ハロー（後光）"効果　12，24
斑状歯　2

非科学的主張　57
費用節減　64
費用対効果　3，64
フッ化ナトリウム　8
フッ化物イオン　6
フッ化物急性中毒　34
フッ化物サプリメント　8，16，17，26
フッ化物洗口剤　10
フッ化物濃度調整食塩　13
フッ化物の局所利用　6
フッ化物の全身利用　6
フッ化物配合歯磨剤　10，13
フロリデーション　iii
フロリデーション・ファクツ　ii
フロリデーション60周年記念　1

平均寿命　15
米国医学研究所　24，26

米国医師会　1，22，54
米国癌学会　36
米国科学財団　47
米国環境保護局　8，21，51
米国規格協会　46
米国公衆衛生局　1
米国国立癌研究所　35
米国国立研究評議会　22
米国国立歯学研究所　14，28
米国最高裁判所　53，56
米国歯科医師会　vi，54
米国疾病予防管理センター　vi
米国州歯科管理官協会　61
米国食品医薬品局　33，47
米国心臓病協会　42
米国水道協会　9，48，65
米国毒物学プログラム（NTP）　28，35
米国毒物中毒登録庁　34
米国労働安全衛生管理局　49
ベトナム戦争　55
ヘルシーピープル2010　3
変異原性物質　38

萌出前効果　7
ボトル水　19
ポピュレーションストラテジー　11

　　　＜ま＞

ミルクのフッ化物濃度の調整　18
ミルクフロリデーション　18

メディケア　14
メディケイドサービス　14

目安量（AI）　25
免疫機能不全疾患　37
目標21－9　52，59

　　　＜や，ら＞

優先順位　62

連邦食品医薬品化粧品法　46

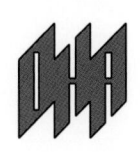

「フロリデーション・ファクツ2005」の日本語訳担当者

監訳
小林清吾（日本大学松戸歯学部），田浦勝彦（東北大学病院），
境　脩（NPO法人日F会議会長）

訳
相田　潤（北海道大学大学院 PG3），伊原よし江（下仁田保健センター），大久保舞（東京医科歯科大学大学院 PG1），清宮利花（健生病院リハビリテーション科），川畑理人（日本大学松戸歯学部大学院 PG3），神庭　仁（日本大学松戸歯学部 DS2），田口千恵子（日本大学松戸歯学部），仲村美穂（東京医科歯科大学大学院 PG3），浪越建男（香川県フッ素利用を進める会），平井城央（日本大学松戸歯学部 DS2），平木文佳（福岡歯科大学 DS6），松尾　剛（岡山大学 DS4），山内里央（日本大学松戸歯学部），木本一成（神奈川歯科大学）

協力
佐久間汐子（新潟大学大学院），筒井昭仁（福岡歯科大学）

なお，本版の作成にあたり，以下の版を参考にしました．
1993年版：磯崎篤則，木本一成，眞木吉信，筒井昭仁，八木　稔（境　脩　監修）
　　　　　企画：松尾敏信
1999年版：川崎浩二，山下文夫，長崎大学歯学部予防歯科学教室一同

謝辞
本版は，2005年7月に米国シカゴADA本部で行われた水道水フロリデーション60周年記念シンポジウムに参加したメンバーを中心に作業を行いました．翻訳にあたり，多くの関係者から御支援をいただきました．深く感謝申しあげます．

フロリデーション・ファクツ2005 ―正しい科学に基づく水道水フッ化物濃度調整―

2006年3月3日　第1版・第1刷発行
2011年5月10日　　　　　第2刷発行

　　　　訳　　NPO法人　日本むし歯予防フッ素推進会議
　　　　監修　小林清吾・田浦勝彦・境　脩
　　　　発行　財団法人　口腔保健協会

〒170-0003　東京都豊島区駒込1-43-9
振替 00130-6-9297　Tel. 03-3947-8301㈹
Fax. 03-3947-8073
http://www.kokuhoken.or.jp/

乱丁，落丁の際はお取り替えいたします．　　印刷・教文堂／製本・愛千製本
©Nihon Mushibayobou Fussosuishiniinkaigi, 2006. Printed in Japan〔検印廃止〕
ISBN4-89605-215-3 C3047

本書の内容を無断で複写・複製・転載すると，著作権・出版権の侵害となることがありますのでご注意下さい．

JCOPY <（社）出版者著作権管理機構　委託出版物>
本書の無断複写は，著作権法上での例外を除き禁じられています．複写される場合は，そのつど事前に，（社）出版者著作権管理機構（電話 03-3513-6969，FAX 03-3513-6979，e-mail:info@jcopy.or.jp）の許諾を得て下さい．